JN026183

Nursing English—Theory and Practice of Caring

看護英語入門

ケアリング理論と実践

渡部 良典／峰松 愛子／塚本 尚子［編］

片桐 由紀子／工藤 みき子／瀧口 庸子／舩木 由香／山形　寛／渡邉　彩

上智大学出版
Sophia University Press

はじめに

本書は上智大学看護学科の開講科目「看護英語—理論と実践　Nursing English – Theory and Practice」用に開発した教材をより多くの読者と共有するために編んだものである。

本学看護学科は2011年に総合人間科学部に開設されて以来、世界の医療・看護を創造する礎として社会に大きく貢献し、世界を切り拓いていくことのできる人材を育てることを使命として学生の育成に努めてきた。その中で特に英語教育には力を注いできたが、さらに充実した実践力を養成するために2020年度１年間の立案の年度を含めて2022年度までの３年間にわたり本学の授業支援助成予算を受けて本講座を実施した。

９名の著者はそれぞれ看護学科、言語教育研究センター、言語科学研究科の専任教員であり、いずれも専門分野は異なるが、研究、教育指導において人間と言語の関係に関心をもっているという共通点がある。読者は本書を読むことで看護英語教育だけではなく、看護という営みにおける言葉の役割を多角的に理解し、さらに言語教育、習得の様々な理論が医療とどのような関わり合いがあるか、どのような貢献ができるかを具体的な例とともに知ることができるであろう。

ここで、本書の構成を簡単に解説しておく。

本書は理論、実践、教材の３篇で構成されている。教材は使用方法とセットになっているものであり、特定の学習者を想定して作られる。本書で紹介した教材も例外ではない。読者が学習者に使う場合には補助教材を準備して学習者の理解を助けたり、一部を入れ替えたり、といった作業が必要となる。また本書を参考にオリジナル教材を作る読者もいるかもしれない。そのようなときに土台となっている理論を知ることは欠かすことができない。「理論篇」はこのような読者のニーズを想定して、そのニーズに応えるために準備したものである。１章から４章は看護学科の教員が執筆を担当し、看護学の理論的基礎から説き起こし、看護現場で言葉がどのように重要な役割を果たしているかを具体例とともに詳細に解説している。看護は特定の場において行われる営みではあるが、そこで行われている看護師と患者の関わりの根本には世界各国どのような環境にも通用する普遍性があることが示されている。このことは言語において典型的に観察されることについても理解が深まる。日本語、英語といった個別言語で看護場面における様々な課題に対処する前に、どの言語にも普遍的な関わりがある。このことに気づかずに、例えば「看護英語」を習得することにはあまり価値がないようにすら思われる。すべての外国語教育、言語教育に関わる教員、研究者に読んでもらいたい章である。

５章と６章では、英語教育および言語教育としての看護英語に焦点を置き、看護英語カリキュラムの策定と実施において援用した様々な理論と当該分野で行われてきた研究の成果を解説した。看護英語を看護実践における実践技能と位置づけ、言語運用能力の特質、言語習得に関わる様々な要因、理論的に裏付けられた指導方法とカリキュラム編成、言語教育評価等々についてというように扱った範囲は広いが、いずれも看護英語に収斂することに焦点を置いている。読者は言語学、応用言語学で行われている研究の成果が生かされるプロセスを知る縁とすることができるであろう。

「実践篇」は教材篇を使った２年間にわたる実践の報告である。指導案、補助教材、指導手順、タスク、学生の授業評価等々の詳細を解説した。読者は、各章を読むことで具体的な使用方法が理解できるであろう。授業担当の峰松が執筆した詳細な実践の記録である。上記５章の理論を実践した報告である。理論篇で紹介した理論がどのように応用されたかが見て取れる。特に授業評価を含めて、履修生の声も報告したことから、本書で紹介したプログラムを実践しようとする読者に特に役立つことが期待される。

「教材篇」は執筆者全員の協力で作成したものである。実際に使用した教材の後半にはReading and Discussionとして英文が掲載されていたが、版権取得の課題があり、全編を掲載することはできなかった。5章で一部を紹介し、さらに実践篇でも解説した。教材作成においては看護学、言語教育研究、言語習得理論等々、様々な研究の成果を援用した。本篇を理論篇と合わせて読むことで看護英語以外の言語教育への発展の可能性も見て取ることができるであろう。

本書は主に看護英語の教員、カリキュラム開発に関わっている政策策定者を主な読者として想定した。しかし、より広く看護、言語教育、英語教育、言語学等々の知識を援用する際の手引書として、一つの研究分野が他の研究分野と学際的な協力関係をもつことで豊かな成果が得られることを示す実践例として、さらに、学生にとっては卒業論文、修士論文、あるいは博士論文等々学術的な研究のヒントも得られることを期待したい。

本書は様々な方々のご理解と協力によって可能となったものである。上智大学経営企画グループの遠藤俊春氏には、授業開講の策定から実施に至るまで大変お世話になった。遠藤氏の働きかけがなければ今回のプロジェクトはそもそも始まることもなかった。一同感謝の気持ちでいっぱいである。さらに、2年間の授業を履修してくれた学生の皆さんに感謝したい。積極的な参加だけではなく、授業評価等詳細なコメントはカリキュラムを作成し改善する上で貴重な情報となり、執筆者にとっても新たな視点から研究を見直す機会となった。「看護英語—理論と実践」の開講、実施、教材作成は本学教育助成金、教育イノベーション・プログラムによって可能となったものである。このプログラムは上智らしい教育のための改善・改革を促進することが趣旨であるが、これをきっかけにさらに広い読者と共有できる機会が与えられたことを伝えながら、上智学院のご支援に期して感謝の意を表する次第である。

2023年（令和５年）６月30日

執筆者一同

目次

Ⅱ 実践篇

7章　指導実践例

8章　実践の結果と受講生の声

Ⅲ 教材篇

Ⅰ 理論篇

1章　看護とは

1.1　看護の理論と実践

看護職は医師と共に、人々の健康を支える要として機能しており、社会における重要な責務を担っている。現在我が国では、約165万人の看護職者（保健師・助産師・看護師）がその任に当たっており、病院、診療所、保健所、都道府県、市区町村、助産所、介護老人保健施設、訪問看護ステーションなど、様々な場で看護実践を展開している（厚生労働省 2022）。広井（1997）は、ケアがそれぞれの場で十全に機能するためには、臨床的／技術的、制度／政策的、哲学／思想的な基盤が必要であると述べている。看護ケアについて考えれば、臨床的／技術的基盤とは、看護実践に求められる専門的知識と技能であり、この能力なくして看護は成立しない。国民に信頼され安心で安全な医療を提供するために、看護職のもつべきこれらの能力は、国家資格によって担保されている。

看護師養成課程は、文部科学省と厚生労働省の共同省令である保健師助産師看護師学校養成所指定規則によって、一般教養などの基礎分野14単位、医学や医療制度など専門科目の基礎となる専門基礎分野22単位、看護学に関する専門分野66単位の修得が義務づけられている（保健師助産師看護師学校養成所指定規則第４条）。特徴的なことは、看護専門分野は43単位の講義・演習と23単位の臨地実習によって構成されており、理論と実践とが一体となった教育課程が編纂されている点である。このため看護師教育では、多くの時間が実際の医療現場での実習教育に費やされており、学生は治療過程にある患者に直接ケアを提供するという経験を積み重ねている。

こうした看護職の教育プロセスでは、５名程度の学生に１名の教員が指導につく形式で教育が行われている。臨地では、それぞれの学生の異なる経験を教材化し、看護職としての知識・技術と看護の本質を捉えさせるための個別の教育が展開されている。技術論を展開した望月（1996、p. 18）は、「理論を知らずして実践を遠く推し進めたり、逆に実践のことをわきまえず理論によく精通することは、不可能とはいわないが困難である」と述べ、理論は技術の非操作的認識にほかならず、その実践とはその法則そのものを習慣的かつ無反省に使用することにすぎないと指摘している。看護実践も同様であり、哲学／思想的基盤によって意味づけられることによって、はじめて価値ある看護となる。実習教育は、単に実践を経験させることを目的とするものではなく、学生が経験したケアを哲学／思想的基盤と結びつけて意味づけられるようになることを目指すものである。

看護学において、その哲学／思想的基盤となっているものは看護理論である。城ヶ端・樋口（2007、p. 2）は看護理論について、「看護は「科学」であり「アート」であるという認識に立って「実践科学」としての看護学において必要欠くべからざるものである」と述べている。

1.2　看護学における人間観

看護理論のはじまりは1860年に発表されたナイチンゲールの*Notes on Nursing*（『看護覚え書』）であり、「看護とは何か」を示した最初の看護理論書として高く評価されている。ナイチンゲールは、「すべての病気は回復過程であり、その過程には新鮮な空気、陽光、暖かさ、静かさ、清潔さ、食事の規則正しさ、食事の世話が必要であり、看護はこれらを適切に保ち、患者の生命力の消耗を最小限にすることである」と述べている（ナイチンゲール 1859、湯槇他訳 2011）。

このナイチンゲールの思想は、その後開発された多くの看護理論に影響を与えているが、近代以降の全体性を重んじる看護理論において、より強くその影響を見ることができる。その後、看護理論が開発の緒に就くまでには100年という長い時間を要し、米国において本格的に看護理論の開発が始まったのは1950年代である。この背景には、19世紀後半の世界における科学技術の進歩がある。医療知識や治療技術の発展は、病を治すことへの意欲を高揚させ、看護師もこのムードにおされケアよりも治療の補助的業務に邁進することとなった結果である。しかし、この間も一部の看護学の先駆者によって水面下で看護のアイデンティティへの探求が続けられ、米国では、職能団体の組織化や、看護教育の大学化、看護専門誌（*American journal of Nursing*）の創刊といった看護の自立に向けた活動が地道に継続されてきた（城ヶ端・大川・井上 2016）。そして、バージニア・ヘンダーソンの『*Basic Principles of Nursing Care*（看護の基本となるもの）』を機に、1950年代以降本格的に看護理論の開発が始まった。

ヘンダーソンは、1960年『看護の基本となるもの』（湯槇・小玉訳 2016、p. 14）において看護を「病気あるいは健康な人をケアするにあたっての看護師の独自の機能とは、彼らの健康状態に対する彼らの反応を査定し彼らがもし必要な力、意志あるいは知識をもっていれば手助けされなくても行えるであろう健康あるいは回復（あるいは平和な死）に資するこれらの行為の遂行を援助すること、そして彼らができるだけ早期に部分的あるいは全面的な自立を得るような形でその援助を行うことである」と定義した。この定義は国際看護師協会によって継承され、看護学の礎となっている。

さらに『看護の基本となるもの』は、世界30か国以上で翻訳版が刊行され、現在もなお世界の看護実践の指針となっている。我が国でも1961年にいち早く日本看護協会出版会より翻訳版が発刊され、以後現在に至るまで看護教育と看護実践の中で脈々と受け継がれている。この著書の中でヘンダーソンは、人間のもつ14の基本的ニードを明らかにしている。

それは「正常に呼吸する」、「適切に飲食する」、「身体の老廃物を排泄する」、「移動する・好ましい肢位を保持する」、「睡眠・休息をとる」、「適当な衣服を選び、着脱する」、「衣類の調節・環境の調整により、体温を正常範囲に保持する」、「身体を清潔に保ち、身だしなみを整え、皮膚を保護する」、「環境の危険因子を避け、他者を傷害しない」、「他者とのコミュニケーションをもち、情動、ニード、恐怖、意見などを表出する」、「自分の信仰に従って礼拝する」、「達成感のある仕事をする」、「遊びやレクリエーションに参加する」、「正常な発達および健康を導くような学習をし、発見をし、あるいは好奇心を満足させる」の14項目である（ヘンダーソン 1960、湯槇・小玉訳 2016、p. 27）。これらの項目が示しているように、看護学が大切にしてきた価値は、人間の全人性である。我が国の看護理論家である薄井（1974）は、人間の全人性について「生物体・生活体の統一体」と示しており、看護における対象論を看護実践に役立つ人間論として展開することの重要さを指摘している。すなわち「“人間が人間であるために見落とせないあり方は何か”を抽象する作業に入り、結論として人間はヒトという生物であるということ、および人間社会の中で互いにつくりあげられるということをひきだしてきた。ひとりの人間を生物体としてのあり方と、生活体としてのあり方との統一体として把握しなければ、人間を全人として捉えたことにはならないのである」と説明している（薄井 1974、p. 38）。

1950年代以降、米国を中心に様々な看護理論が発表されているが、いずれの理論においても人間の捉え方には看護学としての共通性がある。すなわち看護学における人間の見方には、自然科学における客観的、機械的、還元的視点とは異なり、主観的、交流的、形而上学的視点を重視した「人間の全体性」への視座がある。これを看護学にもたらしたのはナイチンゲールであり、ナイチンゲールは人間の生命現象は、自然科学の法則では説明できないと指摘している（ナイチンゲール 1859、湯槇他訳

2011)。そして「自分自身は決して感じたことのない他人の感情のただ中へ自己を投入する能力を全然もっていないのであれば、あなたは看護から身を退いたほうがよいであろう」（ナイチンゲール 1859、湯槇他訳 2011、p. 227）と述べ、看護師の関わりにおいて、主体としての対象である人の存在そのものの全体を捉え、対象のもつ主観的経験を大切にすることの必要性を示している。花出・西村（2000、p. 49）は、看護理論の歴史を概観し、いずれの看護理論も「デカルト的な二元論的人間観を一貫して否定し、近代科学によって部分に分けられてしまった人間の全体性を取り戻す努力が見て取れ、全体として動的に機能する人間の存在のありよう、すなわち部分の総和を越えた全体性の説明を試みようとしている」と述べている。こうした看護学のもつ人間観は、医学的視点に基づく対象の捉え方からの脱却を促し、看護学の独自性を作り出してきたと言える。

1.3　看護理論の焦点の変遷

このように看護の対象である人間の捉え方については一貫しているものの、看護理論の焦点には、時代による変遷がみられる。城ヶ端・樋口（2007）は、看護理論の歴史をテーマ別に整理し、「ニード」、「システム」、「相互作用」、「ケアリング」という変遷の過程を示している。それによると、ヘンダーソンの『看護の基本となるもの』（1960、湯槇・小玉訳 2016）、アブデラの『患者中心の看護』（1960、高見訳 1987）、オーランドの『看護の探求』（1961、稲田訳 1964）などに代表される初期の看護理論は、主に対象のニードに焦点が当てられてきた。医師の補助的役割が中心であり、看護の技術志向的な考え方が中心であった時代に、患者のニーズに焦点を当てた方向性は、その後の看護の発展にとって大きな意味をもたらすものだった。1960年代にはウイデンバックの『臨床看護の本質』（1961、外口・池田訳 1984）、トラベルビーの『人間対人間の看護』

（1971、長谷川・藤枝訳 1974）など、患者と看護師の関係性に焦点を当てた理論が多く発表され、ケアの捉え方に変化が生じている。そこでは、看護ケアについて、これまでのような看護師から患者への一方通行的な技術提供ではなく、患者－看護師の相互関係としての意味が捉えられるようになった。1970年代にはロジャーズの『ロジャーズ看護論』（1971、樋口・中西訳 1979）、オレム（1971、小野寺訳 2005）の「セルフケア不足理論」、ニューマンの「ニューマン・システムモデル」（1974、野口・河野・塚原監訳 1999）、「ロイ看護論」（ロイ 1976、小田編 2016）など、一般システム論の影響を受けた看護理論が多く発表された。要素と要素間の関係を含む統合的な概念であるシステム論は、身体的、心理的、社会的存在としての人間を捉えたいと考える看護の発想に良く合致し、これらの看護理論へと結びついた。1980年代以降は、『ベナー看護論』（ベナー 1984、井部訳 2005）、『ワトソン看護論―ヒューマンケアリングの科学』（ワトソン 1988、稲岡・稲岡・戸村訳 2014）、『レイニンガー看護論―文化ケアの多様性と普遍性』（レイニンガー 1991、稲岡訳 1995）、『マーガレット・ニューマン看護論―拡張する意識としての健康』（ニューマン 1994、手島訳 1995）などが発表され、ケアリングを中心とした理論へと移行している。

「ケア」という用語は、1965年に米国看護師協会の看護の定義において、看護の構成要素として位置づけられた。1971年にミルトン・メイヤロフによって発表された『ケアの本質』（メイヤロフ 1971、田村・向野訳 1987）は、様々な学問領域においてケア論を推し進める契機となった。看護学領域においてもケアへの関心が高まり、1991年の『レイニンガー看護論』（レイニンガー 1991、稲岡訳 1995）発表以降、ケアリングに関する知識は飛躍的な発展を遂げた。米国においてこのようにケアリングが注目された背景には、生命の質、生活の質（Quality of Life）への注目、看護のあり方の再認識、フェミニズム、科学的視点の限界についての認識、理論と実践のギャップといった社会的状況があったと言われている（筒井 2011)。ケアリングについて、レイニンガー（1991、稲岡訳 1995、p. 4）は、「看護における知的、実践的な焦点の中で、最も統合的で支配的で中心的なものとなるのはケアリングである」と述べており、ベナーとルーベル（1989、難波訳 1999）は、「ケアリングこそが、優れた看護実践のエッセンスである」と表現している。さらに全米ケア研究会議では、ケアリングは看護学の本質であり、看護職にとって独自のそして変わることのないものであるとし、そのスローガンとして掲げている（前田 2001)。このように現在では、ケアリングは看護学の中心概念として確固たる位置づけとなった。

1.4　看護実践を支える制度／政策的基盤

こうした臨床的／技術的基盤、哲学／思想的基盤に加え、看護職が実際にその力を社会で行使するために不可欠なものは制度／政策的基盤である。医療制度は国家によって整備されており、看護に関する制度／政策もその中に位置づけられる。我が国の医療制度は医療法によって整備されており、看護職の職能は保健師助産師看護師法によって規定されている。看護職の養成課程についても、同法律に規定される保健師助産師看護師学校養成所指定規則（指定規則）によって規定されている。現在、我が国の看護職の養成課程は大学（42.2％)、３年制の専門学校（42.1％)、５年一貫課程（5.7％)、２年制の専門学校等（10％）という異なる複数の教育課程で行われており、毎年約６万人の入学生を受け入れている（厚生労働省 2022)。

看護職の養成課程も含めて、こうした現在の我が国の医療制度は、第２次世界大戦終結の連合国軍総司令部（GHQ）の尽力によるものであり、看護の考え方もこの医療改革を契機に大きく変革したと言われている（大石・芳賀 2004)。看護課長であったオルト少佐が直接看護改革に当たっており、清水嘉与子は、「その看護改革のモデルがアメリカにあったことは間違いない」と述べており、我が国の看護が、米国看護の影響を強く受けて発展してきたことを示している（保助看法60年史編纂委員会 2009、p. 2）。厚生省（当時）において看護課長を務めた金子光（1992、p. 6）は、「この新制度がわが国の看護の業界にもたらす貢献は空前のできごとであろうと思います。まさしくこれは業界の革命でありまして…（中略）…約60年の歴史をもつわが国の看護の業務が、従来はひとえに医業の追従物として隷属の形をとっていましたが、今回目覚めて看護の業務は医業と相まって医療の一端を担う、即ち完全な協力体としてその独自性を認められたことは、新制度における数項目にわたる革新のなかの基盤となる原則的思想であって、“最も輝かしい”ものであると思います」と解説している。

その後、我が国では経済の高度成長に支えられて、国民皆保険や公費負担制度など医療保険制度の充実がはかられ、急速に病院病床は増加し労働法制も整備された。それまでただただ医師の指示通りに働いていた看護師が、米国看護の哲学を吹き込まれ、ようやく自立への道を歩み始めたのもこの頃からである。看護師養成については、昭和27年（1952）に高知県立高知女子大学家政学部看護学科が、昭和28年（1953）には東京大学医学部衛生看護学科が開設されたものの、その後長期間にわたって３年制の専門学校での教育が中心となってきた（保助看法60年史編纂委員会 2009）。しかし、平成４年（1992）に制定された「看護師等の人材の確保の促進に関する法律」の後押しもあって、その後急速な勢いで看護系大学の設立が続き、その数は令和４年（2022）現在303校と大きく広がってきている（厚生労働省、2022）。この背景には、医療を取り巻く環境が、質的にも、量的にも変化し、それに対応できる高度な技術をもつ看護師の養成が必要であることが社会に認知されるようになったことが大きいと橋本（2000）は指摘している。現在我が国において、看護職は高度の専門職としての道を歩み始めており、少子超高齢多死社会を支える重要な職業の一つとして期待されている。

1.5　看護におけるグローバルの視点

これまで見てきたように看護学は、哲学／思想的基盤によって国や文化を超えた共通性をもっている。レイニンガー（1991、稲岡訳 1995）は、文化を超えたケア理論を提唱し、「人間のケアリングは普遍的な現象である」と述べている。国際看護師協会（International Council Nurses）は、「看護は、あらゆる場で、あらゆる年代の個人および家族、集団、コミュニティを対象に、対象がどのような健康状態であっても、独自にまたは他と協働して行われるケアの総体である」と定義しており（志自岐・松尾・習田 2022)、その対象は全世界にあることを示している。このように看護という働きは、世界共通の営みである。

一方で、医療や看護の制度／政策は国家単位で整備されており、看護師の資格に関連する臨床的／技術的基盤は国ごとに違いがある。我が国の看護師養成についても、自国での看護活動を念頭に置いた教育が展開されてきた。しかし、1996年の指定規則の改正において、「国際社会において、広い視野に基づき、看護師として諸外国との協力を考える内容にする」という文章が盛り込まれ、はじめて国際看護教育の必要性が示唆された（辻村他 2022)。さらに2017年の「大学における看護系人材養成の在り方に関する検討会」では、看護学教育モデル・コア・カリキュラムが提案され、多様でしかも急速に変化しつつある社会状況を認識し、地域社会、国際社会から求められる役割を果たすことにより専門職の責任を果たすとともに、必要な役割を見いだし拡大する基礎を学ぶことを目指す「社会から求められる看護の役割の拡大」の項目が掲げられた（大学における看護系人材養成の在り方に関する検討会 2017)。この中の細項目として、国際社会・多様な文化における看護職の役割について学ぶことをねらいとする「国際社会・多様な文化における看護職の役割」が挙げられ、学習目標として① 国際社会における保健・医療・福祉の現状と課題について理解できる、② 多様な文化背景をもつ人々の生活の支援に必要な能力を理解できる、③ 国際社会における健康課題と戦略を理解し、今後の看護職に求められる役割や責任について考察できるという具体的な目標が示された。共通の哲学／思想的基盤をもつ看護学は、制度／政策的基盤が国際的な視野へと拡大されることによって、世界的な展開の可能性をもっている。

しかしこうした特性が、近年異なる問題につながっている点には注意が必要である。グローバル化がもたらした交通・移動手段の発達は、開発途上国の人々の移動にも変化をもたらし、医療人材不足の国から、先進国への医療人材の移動が生じている。先進国の人口の高齢化と少子化は、医療人材の不足を引き起こしており、これらの不足を開発途上国から得ようとする指向が欧米では増加し制度化されつつある。河内（2007）は、こうしたグローバル経済時代における看護労働の国際化は、市場原理が先導するグローバル経済にあって、ヒトの生命に関わる労働、しかも最も直接的にヒトの生存に関わる保健医療労働までもが世界的に流動化し国境を越える動きが加速化している点で注意が必要であることを指摘している。看護の制度／政策的基盤を整えていくためには、自国の看護の質のみでなく、全世界特に開発途上国の状況にも目を向けた視点が必要となっていくと言える。

国際化の視点は、看護師の国外での活動に加え、国内に住む外国人患者への対応にも適用される。日本で生活する外国人の数は、年々増加傾向にあり2015年から2020年の増加率は43.6％（小松 2022）であり、医療機関においても今後外国人患者が増加することが予測される。一方で看護師を対象とした研究によると、外国人患者に対し看護師は患者の訴えを十分に傾聴しない、患者から足が遠のく、必要最低限のケアにとどめるといった患者との関わりを回避する行動をとっていることが報告されている（寺岡・村中 2017）。その大きな原因の一つとして、言語の違いによる困難が挙げられている。言語の違いによって看護師が困っている具体的内容は、「不安軽減などの精神的援助」、「患者の理解度の把握」、「インフォームドコンセント、処置、検査などの説明」、「病状の確認」、「来院時のアナムネ聴取」、「コミュニケーションに要する時間」、「看護師の精神的支援」であった（久保他 2014）。こうした問題に対し、医療通訳人材の育成のためのカリキュラム基準の策定（厚生労働省 2017a）や、外国人向け多言語説明資料（厚生労働省 2017b）、医療用多言語対応アプリの開発（松本・高岡・二見 2020）など様々な試みがなされるようになってきた。しかし看護師の果たすべき役割には、これらの方法では代替が難しいものも多く含まれている。そこで、どこにいてもすべての人に良質な看護を提供するためには、看護師の言語力育成がその鍵となる。現段階では、看護学教育モデル・コア・カリキュラムに示された教育目標は、各教育機関でカリキュラム編成の際に考慮すべき努力事項とされており、具体的な方法は示されてはいない。しかし、グローバル化の進展する世界の状況に鑑みる時、これらの課題に対して、より積極的で具体的な教育方法の開発と発信は急務であると言える。

1.6　対人関係を基盤とした看護という実践

看護実践は、対象と看護師との一対一の関係の間で展開される。看護師が提供するケアには、清拭（せいしき）や洗髪、食事の介助あるいは排泄の介助といった、対象の身体への直接的な働きかけから、声掛けによる行動や感情への働きかけまでを幅広く含んでいる。看護師はこれらの看護ケアを通じて、ケアリングを提供している。ワトソン（1988、稲岡・稲岡・戸村訳 2014、p. 59）は、「ヒューマンケアリングは、人と人の間においてのみ、最も効果的に示され実践される。間主観的に人と人が関わるプロセスによって、人間らしさという誰もがもっている感覚が生かされる。つまり、相手に自分を重ね合わせ、相手に自分の人間性を映しだすことによって、人間らしさというものはどういうものであるかを会得できる」と述べている。このことは、看護師がケアを通してケアリングを提供するためには、間主観的に対象と関わることが必要であることを示している。間主観的な関わりとは、対象と看護師がお互いを主体として認め合いながら、一つの世界を共有した状態を指している。すなわち、ケアリングは、看護師が対象に関心を向けてケアに携わり、対象もまた看護師に心を開く時に初めて発揮される。ノディングス（1984、立山他訳 1997、p. 42）は「ケアリングの関係は、その最も基本的な形において、二人の人間、つまりケアするひととケアされるひととの間のつながり、あるいは出会いである。その関係がケアリングと呼ぶにふさわしいものであるためには、両者が独特なやり方で貢献しなければならない」と述べ、ケアリングの双方向的な関与の必要性を指摘している。ベナー（1984、井部訳 2005、p. 42）もまた「看護はケアリングという様式を用いて人々と相互作用をもち、ケアリングは援助を与えたり、援助を受け取ったりすることの可能性を設定する」と述べている。

看護においてこのような相互作用のプロセスが重視される理由は、ヘンダーソン（1960、湯槇・小玉訳 2016、p. 14）が示したように、看護師の援助は「彼らがもし必要な力、意志あるいは知識を持っていれば手助けされなくても行えるであろう健康あるいは回復（あるいは尊厳死）に資するこれらの行為の遂行を援助すること」を目指しているからである。すなわち看護師は、対象がどのような健康状態にあっても、その日常性を維持し、自分らしさを実現するために、対象に代わって必要な部分を支えていく役割を担っている。対象の日常とは、対象の生活そのものであり、ひいては対象の生き方そのものである。看護師に必要な能力について、ナイチンゲール（1859、湯槇他訳 2011、p. 227）は「自分自身は決して感じたことのない他人の感情のただ中へ自己を投入する能力」と表現し、ヘンダーソン（1960、湯槇・小玉訳 2016、p. 13）は「患者の皮膚の内側に入り込む力」と表現している。これらの理論に示されたように、対象に近づき内面から感じることによって、看護師ははじめて対象の日常やその人らしさに近づくことが可能となる。

「その人らしさ」についての概念分析を行った黒田・船橋・中垣（2017、pp. 145-146）は、看護分野におけるその人らしさを、「内在化された個人の根幹となる性質で、他とは違う個人の独自性を持ち、終始一貫している個人本来の姿、他者が認識する人物像であり人間としての尊厳が守られた状態」と定義している。そして「その人らしさ」への看護ケアは、それまでのその人の生活様式や他者との関係性を守り、さらには「治療やケアの選択・人生上の重大ごとに対する自己決定」や「個人の望む生き方」、「終末期の過ごし方や死後の自己のありように対する希望」など生き方の選択を導くことを示している。

このような対象との関係性の中で看護が実現しようとしていることは、どのような状況にあっても対象の尊厳を守り高めることであり、その人間性を維持することである。対象と看護師のこうした関係は、ワトソンによってトランスパーソナルな関係性と呼ばれている（ワトソン 1988、稲岡・稲岡・戸村訳 2014）。トランスパーソナルな関係は、看護師から対象への一方向的な関わりではなく、対象もまた主体としてそのプロセスへの参加者となり、間主観的な関わりが展開される関係性である。トランスパーソナルな関わりは、対象が一人で心に抱え込み、表現することができなかった苦しみや痛み、悩みの表出を可能にし、自らを癒す新たなエネルギーを生み出すことに貢献する。高度化する医療技術の中にあって、看護師の行う日常生活援助は、一見すると取るに足りないもののように見えるかもしれない。しかし、相手に関心を向けたこれらのケアは、人間が本来もつ力を最大限に引き出し、身体によってしばられた限られた時間と空間から解放し、宇宙へとつながる新たな世界の扉を開く鍵となる（ワトソン 1988、稲岡・稲岡・戸村訳 2014）。

こうした関係性を創造する前提には、ケアする看護師の自分自身に向かう姿勢と、ケアを提供する環境とがある。ワトソン（1988、稲岡・稲岡・戸村訳 2014、p. 58）は、「まず自分自身に対して、ケアリングに満ちた愛や許し、思いやり、慈悲をどのように与えることができるかを学ばなければならない。そうすることで他の人の真正のケアリング、優しさ、思いやり、愛を提供し、尊重することができるようになる」と述べている。さらにケアの環境について筒井（2011）は、ケア提供者が支援される環境にいなければケアリングは難しく、癒されていなければ人を癒すことは難しいと述べており、ケアリングが発揮されるための環境の大切さを指摘している。これらの状況が整い、看護師が自分のもつあらゆる次元を資源として活用し対象と関わる時に、看護師は心から患者の話に耳を傾け、患者のために、患者と共に苦悩を抱けるようになる。その時こそが、ヒーリングを発揮する力が備わった時であり、ワトソンの言う、対象と看護師の双方が活力を与えあうトランスパーソナルヒーリングという状況が生じる時である（ワトソン 1988、稲岡・稲岡・戸村訳 2014）。

これらのケアリング論が、これまでのニード論やシステム論、相互作用論と異なる点は、対象と看護師が一つの世界に意識をおくことによって新たなエネルギーが生み出され、双方にとっての新たな世界が開かれる点である。メイヤロフ（1971、田村・向野訳 1987、p. 15）は、「“ケアすること”と“自分の居場所をみいだす”ということ、この二つは、人間の条件を考える上で大きな示唆を与えてくれる概念である。そしてさらに重要なことは、私たちが自分自身の生をもっとよく理解するための手がかりとなりうるという点なのである」と述べている。すなわち対象にケアをすることは、対象のみでなく看護師自身へのケアをも引き起こすことになる。

このような関係性を作り出すために看護師に求められるものは、道徳的熱意、対象の主観やスピリチュアルを積極的に認めようとする意図と意思、対象の感情や内面の状態を実感し正確に感知できる能力、世界内存在という対象の心身の状態を見極め、理解し、人間同士として対象とのつながりを感じ取る能力である（ワトソン 1988、稲岡・稲岡・戸村訳 2014)。対象の感情や内面の状態の理解にあたっては、看護師の行為、言葉、振る舞い、認知、ボディーランゲージ、感情、思考、感覚、直感の大切さが指摘されている（橋本・黒澤 2022)。ローチ（1992、鈴木・操・森岡訳 1996）は、行動によって現わされるケアリングを５つのCとして一般化した。それは、思いやり（Compassion)、能力（Competence)、信頼（Confidence)、良心（Conscience)、コミットメント（Commitment）である。またワトソンは、カリタス能力すなわちケアリングに向かう能力として、「他者のためにそばに居ることまたはともに居ること、他者のために何かをすること」、「他者の主観的な物語でもある心の内の意味を正しく聴くことができる」、「言葉の背後にあるものを聴くことができる」、「沈黙できる」など15の能力を挙げている（江本 2016)。トランスパーソナルな関係性を築きケアリングを発揮するために、看護師にとってこれらの能力の重要性は言うまでもない。しかし一方で、すべての看護師が、単に日々の臨床実践の積み重ねによってこうした能力を獲得できるわけではなく、ケアリング能力の開発については現在なお大きな課題がある。

1.7 看護におけるケアリング教育の課題

西田（2016）は、我が国の看護師養成カリキュラムについて、ケアリングは看護師教育の中核にこなければいけないが、そのことを見据えたカリキュラムにはなっていないと述べ、ケアリングを明確にカリキュラム上に位置づけることの必要性を指摘している。米国では、全米看護連盟より、ワトソンらによって執筆された『*Toward a Caring Curriculum : A New Pedagogy for Nursing*』(Bevis & Watson 1989）が発刊され、行動主義的な教育からケアリング教育へ移行することの必要性が提言された。すなわち従来の教師が学生に一方的に教えるという指導型教育ではなく、学生の経験のリフレクションを通して学生が教員と共に問題解決を目指す経験型教育への移行である。我が国では1999年にこの翻訳書が出版されたものの（ベヴィス・ワトソン 1989、安酸訳 1999）、依然としてケアリングはカリキュラムには反映されていない現状がある。

すでに前節で述べてきたように我が国の看護師養成カリキュラムは、保健師助産師看護師学校養成所指定規則によって規定されており、その内容は看護職として必要な知識と技術に集中している。指定規則は、1949年（昭和24年）に交付されて以降、社会情勢の変化とそれによる国民の健康ニーズの変遷にあわせて、現在までに５回のカリキュラム改正が行われているものの、これまでにケアリング教育を明示する内容は含まれていない。こうした中で、西田（2016）は2008年のカリキュラム改正で追加された「看護の統合と実践」としての統合看護学実習のあり方について検討し、現行の領域別看護学の延長線上にあるような統合実習を見直し、ケアリング教育を導入することを提案している。この統合分野は他の指定規則上の科目と異なり、科目としての設置は義務づけられているものの、教育内容の選定については各教育機関に委ねられている点に特徴がある。したがって看護の統合の内容は、各教育機関の意向に沿って構築することが可能である。

上智大学総合人間科学部看護学科では、2017年度にカリキュラム改正を行い、学科開設時には成人アドバンス実習、老年アドバンス実習に含んでいた統合看護学実習を独立した科目として設定し、各専門領域で独自の内容を構築した。基礎看護学領域では、看護の本質に立ち戻ることを主眼として内容を構築し、ケアリング教育の導入を試みている。具体的には、１．対象との関わりを通じて、健康障害によって生じた身体的・心理的・社会的問題が“その人らしさ”に及ぼしている影響を捉えることができる、2．対象に提供されているケアの必要性を考え、ケアリングをもって対象者に関わることができる、3．看護師の提供するケアリングが、対象の尊厳を支え、自己概念の再構築（現在の生の基盤となるものや拠り所を見出すこと）に向けてどのように作用しているかを説明することができるという3つの実習目標を設定している。これらの実習目標の達成に向けて、ハンセン病の後遺症と高齢のため生活援助が必要な方のための施設である「多磨全生園（ぜんしょうえん）」での臨地実習、および併設する国立ハンセン病資料館の見学実習を組み込んだ実習を展開している。臨地での実習に先立ち、学生は指定されたハンセン病に関連する複数の書籍を精読し、自分たちなりにその歴史や問題を把握する。その後、国立ハンセン病資料館において、これまでのハンセン病の歴史や元患者の語りのデータの聴取、ならびに講義などを通してより一層理解を深める。その後臨地に赴き、対象者1名を受け持ち5日間の実習を展開する。3年次までに領域別看護学実習で修得した知識、技術を基盤としつつ、その発展的な視点として、看護ケアが対象の全体性に与える影響すなわちケアリングについて捉えることを目指している。ハンセン病療養所における看護は、誤った国の強制隔離政策によって家族を奪われ、人権を奪われ深く傷つけられた人々に対する尊厳回復へのケアである。そしてこの療養所における入所者への看護師の関わりは、看護の本質を象徴するものである。2020年度の実習学生の学びについて、最終レポートを分析した結果、看護の本質として、「人間の尊厳を守る」、「ケアリング」という2つのカテゴリーが抽出され、学生は実習において対象の尊厳に向き合い、そこで展開されている看護ケアを通じてケアリングについて考え、それを感じ取る努力をしていたことが捉えられた（工藤他 2022）。「人間の尊厳を守る」のカテゴリーは、【対人間の関わり】、【その人らしさを支える】、【歴史を学び正しい知識をもって後世に引き継ぐ】という3つのサブカテゴリーから構成され、「ケアリング」は、【その人を深く知ろうとする姿勢】、【その人の大切なものを一緒に大切にする】という2つのサブカテゴリーから構成されていた。これらは、臨地での日々の看護師の働きから見いだされたカテゴリーであるものの、【歴史を学び正しい知識をもって後世に引き継ぐ】では、学生なりに自分たちにもなしえることが抽出されており、他人事としてではなく対象の尊厳に精一杯向かい合おうとした学生のケアリングの姿勢を見て取ることができるものだった。各大学におけるこうした実践事例を発信し集積していくことは、ケアリング教育を看護教育に普及させていく上で非常に有意義なことであると考える。

ケアリングは重要でありながら、抽象概念であるために捉えづらく、教育内容として抽出することが容易でない。しかしローチ（1992、鈴木・操・森岡訳 1996）が５つのCで示した思いやり、能力、信頼、良心、コミットメントといったケアリングの要素は、行動の側面からも捉えることができる。これらの要素は、単独でというよりも看護ケアを提供する行動に伴って発現されており、看護技術教育においても、それらの要素を組み入れることが可能であると考えられる。しかし我が国の看護技術教育は、上村（2001）が指摘しているように清潔、移動といった機能的な目的によって、一つひとつの技術項目をばらばらに切り離し、その手順や技法を指すことが多い。厚生労働省は「看護師教育の技術項目と卒業時の到達度」として、各技術の卒業時点の自立度の基準を示している。具体的には、それぞれの技術は難易度によって、単独での実施、指導の下での実施、実施が困難な場合は見学という３つのレベルで基準化されている。現在あるこれらの基準は、卒業段階で専門職としての一定の技術水準の保証にはつながってはいるものの、ケアリングの到達を示してはいない。前節でみてきたように理論と実践との関係を考える時、ケアリングは実践の基盤であり、ケアリング理論に裏打ちされた看護実践を創造していくことは、看護師に課せられた最大の使命である。したがって、どのようにしてケアリングの要素を看護基礎教育に取り入れていくかは、看護師を育成していく上で今後の大きな課題である。

参考文献

アブデラ、F. G.（1960）．高見安規子（訳）（1987）．『患者中心の看護―その新しい展開』医学書院.

ベナー、P.（1984）．井部俊子（訳）（2005）．『ベナー看護論―初心者から達人へ』医学書院.

ベナー、P. & ルーベル、J.（1989）．難波卓志（訳）（1999）．『現象学的人間論と看護』医学書院.

Bevis, E. O. and Watson, J.（1989）．*Toward a Caring Curriculum: A New Pedagogy for Nursing*, 1st Edition. Natl League for Nursing.

ベヴィス、E. O.・ワトソン、J.（1989）．安酸史子（訳）（1999）．『ケアリングカリキュラム』医学書院.

大学における看護系人材養成の在り方に関する検討会（2017）．「看護学教育モデル・コア・カリキュラム～「学士課程においてコアとなる看護実践能力」の修得を目指した学修目標～」．文部科学省．https://www.mext.go.jp/b_menu/shingi/chousa/koutou/078/gaiyou/__icsFiles/afieldfile/2017/10/ 31/1397885_1.pdf（閲覧日 2023年1月6日）

江本リナ（2016）．「ジーン・ワトソン」筒井真優美（編）．『看護理論家の業績と理論評価』（pp. 343-357）医学書院.

花出正美・西村ユミ（2000）．「看護における全体性の概念」『日本看護科学会誌』20、46-54.

橋本鉱市（2000）．「戦後日本における看護婦（士）の養成システムの変遷と現状―本機構による学士学位授与制度との関連」『学位研究』13、43-55.

橋本茜・黒澤昌洋（2022）．「三次救急初期治療における急性心筋梗塞患者に対するヒューマンケアリングを基盤とした救急看護師の看護実践」『日本看護科学会誌』42、212-221.

ヘンダーソン、V.（1960）．湯槇ます・小玉香津子（訳）（2016）．『看護の基本となるもの』日本看護協会出版会.

広井良典（1997）．『ケアを問いなおす―〈深層の時間〉と高齢化社会』ちくま新書.

保助看法60年史編纂委員会（編）（2009）．「保健師助産師看護師法60年史」日本看護協会出版会.

城ヶ端初子、樋口京子（2007）．「看護理論の変遷と現状および展望」『大阪市立大学看護学雑誌』３、1-11.

城ヶ端初子、大川眞紀子、井上美代江（2016）．「看護理論の発展経過と現状および展望」

『聖泉看護学研究』５、1-12.
金子光（編）(1992).『初期の看護行政』日本看護協会出版会.
河内優子（2007).「グローバル経済時代における看護労働の国際化」『九州国際大学経営経済論集』14（１)、95-153.
小松聖（2022)「令和２年国勢調査―人口等基本集計結果からみる我が国の外国人人口の状況―」『統計Today. 180』総務省　https://www.stat.go.jp/info/today/pdf/180.pdf（閲覧日 2023年１月６日）
厚生労働省（2017a)「医療通訳育成カリキュラム基準（育成カリキュラム実施要領)」https://www.mhlw.go.jp/content/10800000/000856701.pdf（閲覧日 2023年１月６日）
厚生労働省（2017b).「外国人向け多言語説明資料一覧」https://www.mhlw.go.jp/stf/seisakunitsuite/bunya/kenkou_iryou/iryou/kokusai/setsumei-ml.html（閲覧日 2023年１月６日）
厚生労働省（2022).「令和２年衛生行政報告例（就業医療関係者）の概況」https://www.mhlw.go.jp/toukei/saikin/hw/eisei/20/dl/gaikyo.pdf（閲覧日 2023年１月６日）
久保陽子、高木幸子、野元由美、前野有佳里、川口貞親（2014).「日本の病院における救急外来での外国人患者への看護の現状に関する調査」『厚生の指標』61（１)、17-25.
工藤みき子、渡邉彩、片桐由紀子、舩木由香、山形寛、塚本尚子（2022).「ハンセン病療養施設での統合実習における看護の本質についての学生の学び」『日本ハンセン病学会雑誌』91（１)、35.
黒田寿美恵、船橋眞子、中垣和子（2017).「看護学分野における『その人らしさ』の概念分析―Rodgersの概念分析法を用いて―」『日本看護研究学会雑誌』40（２)、141-150.
レイニンガー、M.（1991).稲岡文昭（監訳）(1995).『レイニンガー看護論―文化ケアの多様性と普遍性』医学書院.
前田ひとみ（2001).「看護職におけるケアリングの探求」『熊本大学医療技術短期大学部紀要』11、65-72.
松本兼一、高岡詠子、二見茜（2020).「多言語対応院内誘導アプリケーションの開発」『日本渡航医学会学会誌』14（１)、12-17.
メイヤロフ、M.（1971).田村真・向野宣之（訳）(1987).『ケアの本質―生きることの意味』ゆみる出版.
望月太郎（1996).『技術の知と哲学の知―哲学的科学技術批判の試み』世界思想社.
ナイチンゲール、F.（1859).湯槇ます・薄井坦子・小玉香津子・田村眞・小南吉彦（訳）(2011).『看護覚え書（改訳第７版)』現代社.
ニューマン、B.（1974).野口多恵子・河野庸二・塚原正人（監訳）(1999).『ベティ・ニューマン看護論』医学書院.
ニューマン、M.（1994).手島恵（訳）(1995).『マーガレット・ニューマン看護論―拡張する意識としての健康』医学書院.
西田絵美（2016).「看護師育成としての〈ケアリング〉教育のあるべき姿―「看護の統合と実践」を手がかりにして―」『佛教大学教育学部学会紀要』15、115-125.
ノディングス、N.（1984). 立山善康・林泰成・清水重樹・宮﨑宏志・新茂之（訳）（1997).『ケアリング　倫理と道徳の教育―女性の視点から』晃洋書房.
大石杉乃、芳賀佐和子（2004).「保良せきと第二次世界大戦後の看護改革」『慈恵医大誌』119、303-313.
オーランド、I. J.（1961). 稲田八重子（訳）（1964).『看護の探究：ダイナミックな人間関係をもとにした方法』メヂカルフレンド社.
オレム、D. E.（1971). 小野寺杜紀（訳）（2005).『オレム看護論―看護実践における基本概念第４版』医学書院.
ロジャーズ、M. E.（1971). 樋口康子・中西睦子（訳）（1979).『ロジャーズ看護論』医学書院.
ロイ、C.（1976). 小田正枝（編）（2016).『ロイ適応看護理論の理解と実践　第２版』医学書院.
ローチ、S.（1992). 鈴木智之・操華子・森岡崇（訳）（1996).『アクト・オブ・ケアリング―ケアする存在としての人間』ゆみる出版.
志自岐康子、松尾ミヨ子、習田明裕（2022).『看護学概論』メディカ出版.
寺岡三左子、村中陽子（2017).「在日外国人が実感した日本の医療における異文化体験の様相」『日本看護科学会誌』37、35–44.
トラベルビー、J.（1971). 長谷川浩・藤枝知子（訳）（1974).『人間対人間の看護』医学書院.
筒井真優美（2011).「看護学におけるケアリングの現在」『看護研究』44（２)、115-128.
辻村弘美、森淑江、長嶺めぐみ、大植崇、山田智恵里（2022).「国際看護学に関する教科書の構成要素の分析」『日本国際看護学会誌』５（２)、10-17.
塚本尚子（2021).「【文献・図書紹介】シスター・M・シモーヌ・ローチ（鈴木智之他訳)（1996)『アクト・オブ・ケアリング　ケアする存在としての人間』ゆみる出版」『カトリック教育研究』38 、76-82.
上村朋子（2001).「看護における技術について―日米の文献検討を中心として―」『日本赤十字看護学会誌』１（１)、29-36.
薄井坦子（1974).『科学的看護論』日本看護協会出版会.
ワトソン、J.（1988). 稲岡文昭・稲岡光子・戸村道子（訳）（2014).『ワトソン看護論　第２版：ヒューマンケアリングの科学』医学書院.
ウイデンバック、A.（1961). 外口玉子・池田明子（訳）（1984).『臨床看護の本質：患者援助の技術』現代社.

2章　看護におけることば

2.1　人々の認識をつくりだすもの

一つの事柄に対する認識は、複数の可能性に開かれている。例えば職業として「看護師」と聞いた時、その人に実際に会っていなくても私たちの中には「看護師」という職業から連想するイメージがつくられる。ある人は、優しい・親身・笑顔などといったイメージをもつかもしれないし、またある人は、忙しい・注射・厳しいなど、全く異なるイメージをもつかもしれない。これに似たことは、私たちの日常生活においてよく経験されることである。私たちはそれまでの経験に基づいて形成された価値観や世界観を有しており、こうした枠組みはスキーマと呼ばれる（齊藤 2022、p. 154）。日本は国民皆保険制度により、国民は医療機関を自由に選び、比較的安価な医療費で医療を受けることができるため、医師や看護師に接する機会は多い。OECD加盟国の受診回数を比較した研究では、電話によるコンサルテーションが一般的な国など各国事情が異なるが、日本の外来受診回数は第２位であると報告されている（前田 2019、p. 26）。この保険制度に支えられ、日本人の多くは幼いころから病院にかかり、医師や看護師から治療や援助を受けるという経験をしている。こうした経験によって、「看護師」スキーマは形成され、それぞれのイメージへとつながっている。優しい・親身・笑顔と答えた人は、おそらく過去に看護師からそのような援助を受けた経験があったり、もしくは看護師はこういう人という知識や情報を得ていたと予測される。このほかにも、場面・イベント・ひとなど、私たちが経験によってもつスキーマは多くあり、これらのスキーマは、私たちの日常生活での物事や状況の理解・認識を成り立たせている。「看護師は優しい」というステレオタイプのスキーマは、看護師に対する見方を固定する一方で、看護師は優しいという認識をもっていることで、いつもと違う病院に行っても安心して看護師に声をかけることを可能にしている。このように、私たちのもつ認識は、わたしたちがこれまで経験してきた出来事やその内容から影響を受けている。

上述のように、個々人の認識に影響を与えるスキーマは、それまでの経験やその人がもつ知識によって形成される。医療者のもつスキーマも同様に、医療者としての経験や知識が影響している。医療従事者となるための学習のみならず、医療現場で実際に療養者と関わり、治療や生活を間近で見て得られた経験から、医療者としてのスキーマが形成されており、それは療養者とは異なるものであることは容易に想像できる。例えば「入院」に対する医療者と療養者の認識の違いについて考えてみる。療養者に「入院」を説明する医療者の中には、生活の場を自宅から病院施設に移し治療するという以上の意味が内在している。すなわち医療者は、病院という場所の特性、治療の内容、その結果や反応、場合によっては予後や後遺症はどうかなど、大まかな療養の流れを想像しながら説明している。一方「入院」を説明された側の人の認識はどうだろうか。それまで同様の入院や治療の経験がある人を除けば、おそらくこのような具体的内容に考えを及ばせることは難しく、先が見えない漠然とした不安を感じたり、もしくは自身の健康状態を正しく理解できなかったり、重大なことと認識できない可能性もある。このように「入院」という一つの事柄をとってみても、大きな差異があることがわかる。しかし、治療を有効なものにするためには、療養者自身が前向きに治療に臨み、療養生活を送る姿勢が重要であり、療養者の積極的な治療への関わりが不可欠である。「入院」を、病院で薬を飲んで横になっていることと理解し療養生活に入ってしまうなど、想定していたこととの差異が大きければ大きいほど、患者はストレスを感じ、療養に影響を与えることが予測される。また、治療に患者自身が主体的に参加していない、治療計画に患者が納得して協力できない場合、治療効果が十分に得られない可能性がある。特に昨今注目されている生活習慣病は、療養者の生活の仕方が原因の一つと考えられるため、療養者自身の治療に対する認識、自分の生活に関するやり方はその人の生命にとって重要な意味をもつ。こういった点からも医療者の説明は非常に重要であり、医療者視点にとどまらず療養者視点に立った説明が必要であるし、この差異に注目し対応することが求められている。他方、医療者が想像しにくい、療養者の状態や個人差と言われるものも存在する。この部分の理解は医療者が対象を理解するために欠かすことはできない重要な部分であるが、理解が難しい場合もある。例えば、療養者と医療者の間に年齢的な違いがあったり、社会や家庭内での経験が不足している時、療養者の置かれている立場や役割を理解することは難しい。また、疾患の種類についても、交通事故など急に病院に搬送されるケースがある一方で、慢性的な疾患でもう何年も病院にかかっているケースなど、療養者が置かれている状況は千差万別である。このような複雑な状況ではあるが、看護師が、療養者の安全と安楽な生活を目指すのであれば、可能な限りその認識の差異を見つけ出し、すり合わせをすることが必要である。それを行わなければ、看護師は患者について間違った捉え方をしてしまい、患者への働きかけに影響を与える可能性も否めない。日常生活においても、こういった認識のズレはよくあることであろう。しかし私たちはバーバル・ノンバーバルなコミュニケーションを駆使し、相手のことや相手の言葉を理解したり、うまく調整したりしながら日常生活を送っている。医療者として、難しいことをわかりやすく、療養者が良い医療を受けるために療養者の目線に立ってかみ砕いて伝えることは、それを受け取る療養者にとってはとても大切で、意味のあることである。

ここでもう一つ取り上げておきたいのは、文化による違いである。レイニンガーは1950年代初めに体験した、小児精神病棟に入院する子どもたちの欲求に応えられずにいる看護師の姿から、看護の文化的意義に気づいている。そこは米国の病院でありながら、ユダヤ、アパラチアなど多様な文化の中で育った子どもたちがいて、遊び、食事、睡眠、その他多くの日常生活すべての方法が一人ひとり異なっていた。子どもたちの行動は「文化」によって組み立てられており、それが彼らの望む看護に影響を与えていること、したがって専門領域の看護学の知識だけでは十分な看護が行えないと感じたことから、文化ケアの多様性と普遍性を軸とした、看護理論を構築している（草柳 2020、pp. 193-195）。

レイニンガーは、「クライエントの文化的価値観と文化ケアの意味と行為は、特定の文化に属するクライエントもしくは集団にその文化を考慮した看護ケアを提供するための、最初の指標ないしアプローチとして役立つ」（レイニンガー 1991、稲岡訳 1995、p. 183）と説明している。つまり、その人がどういう価値観をもっていて、それを基にした行動に対して、どのように支援をしていくことが彼らを助けることになるのかを明らかにしている。例えば、同じアメリカ人であってもルーツ、つまり文化的な背景が異なれば、大事にしたいことや経験が異なることを意味し、結果として、その人の行動様式や価値観が異なることを明らかにした（表１参照）。さらにレイニンガーは、「これは自分でアセスメントを行うまでの“準拠知識”と考えた方が良く、同じ文化に属するクライエントの間でも、ある程度の多様性があること」（レイニンガー 1991、稲岡訳 1995、p. 185）を指摘している。つまり「この国の方だから」というステレオタイプの理解をすることは危険であり、他者を理解するための前情報にとどめ、他者理解にはさらに一歩踏み込んだコミュニケーションが必要となる。価値観を認め、対象が大切に考えていることを同じように大切に考えることは、その人の尊厳に関わることであり、その人の望む医療につながっていく可能性がある。こうした視点は、グローバル化してい

表1　レイニンガーの研究に見るアメリカ人の文化

	文化的価値観	文化ケアの意味と行為の様式
英国系	1．個人主義：自己信頼に焦点 2．自立と自由 3．競争と実績　他	1．ストレスの軽減―身体的・精神的手段 2．個性的な行為―独自な行為の実践、個人的な注意の仕方　他
フィリピン系	1．家族の一体感と親密性 2．老人や権威の尊重 3．「自分を神に委ねる」 4．社会文化的結束への義務　他	1．円滑な関係の維持 2．対面と自尊心の尊重 3．権威への尊重と服従 4．権威の尊重　他
ドイツ系	1．勤勉かつ意欲的な労働姿勢 2．秩序と組織の遵守 3．宗教的信念の遵守　他	1．秩序の遵守―ものを「あるべき場所」に置く、物事を正しく遂行する… 2．清潔 3．他者に対する直接的援助―てきぱき援助する、行動に移す　他

※文化的価値観「個人もしくは集団の思考、行為、意思決定、生活様式に意味と秩序と方向性を与える強力で持続的で指示的な力」
※文化ケア「特定の文化における人間の条件もしくは生活様式を改善して、安寧を促進または維持するために、あるいは障害や死に向き合うことができるようにするために、他の個人もしくは集団を援助し、支持し能力を与えるような行為」

（出典：レイニンガー、M.（1991）稲岡文昭監訳（1995）『レイニンガー看護論―文化ケアの多様性と普遍性』p. 186、p. 193表4-1、p. 196表4-7、p. 200表4-16より一部抜粋）

る医療現場において、医療者に対し重要な示唆を与えるものである。

このように、私たちの認識にはそれまでの経験やその人のもつ知識、さらにはその人が生活していた文化にも影響を受けている。医療者として療養者と関わる時、その違いを念頭に置き接することは、双方にとって重要な観点となるだろう。

2.2　看護実践におけることば

人と人とのコミュニケーションは、①発信者、②メッセージ、③受信者、④チャンネル（伝達手段）、⑤効果の５つの要素から構成される（深田 1998、p. 10）。コミュニケーションには、伝える側と受け取る側の二者が存在し、発信者は適切なチャンネルを選択して、メッセージを受信者へと伝えている。医療の場には、患者・家族と様々な医療職とが存在し、コミュニケーションを通じて相互に多様なメッセージをやり取りしている。これらのコミュニケーションが円滑に行われることは、患者に安全で適切な医療を提供するにあたって非常に重要である。

看護師は患者との間で、ある時は患者からのメッセージの受信者となり、ある時は患者へのメッセージの発信者となってコミュニケーションを行っている。まず、看護師が受信者となり、患者からことばを「受け取る」場面について考えてみたい。看護師は、医療機関を受診した患者から症状やその状況の詳細を聞き取る。この時、看護師は患者の発するメッセージの受信者であり、なぜ病院に来たのか、どこにどのような症状があるのか、何に困っているのかといった患者からのメッセージを受信し、医学的知識を使いながらその意味を解釈している。例えば、腹痛がある患者の場合、腹部のどの部分がどのように痛むのかによって、腹痛の原因の見通しが立つ。腹部全体が痛むのか、局所的に痛むのか、痛みの種類はズーンと鈍く痛むのか、刺し込むような痛みなのか、動くと痛みが強くなるのか、持続的に痛むのか、食事のタイミングで痛むのか、などである。痛みの情報は、出血量など医療者が客観的に判断できるものとは異なり、患者の主観的な感覚に依存している。痛みの情報に限らず、患者の発信する身体情報に関することばは、時に曖昧であったり、断片的であったりする。しかし看護師は、患者の状況や症状を的確につかむために、これらの患者のことばを大切に扱い、必要な点を掘り下げながら丁寧に聞き取る。そうすることによって、看護師は、患者の身体の中に起こっている症状を的確に知り、より早く適切な医療に結びつけるサポートとなる。

一方、発信者となる患者の側は、自分の状況をうまく医療者に伝えられないと感じる時、あるいは医療者に正しく理解されていないと感じる時、大きなストレスを経験している。このように意思疎通がうまくいかない状況は、患者と看護師のことばの理解や解釈が異なる場合に発生し、年齢や性別の違い、これまでの経験や文化・言語の違いなどがそれに該当する。このような場合、看護師は、患者が心身の状態や自分の気持ちを表現できているかどうか、より一層気を配る必要がある。配慮された看護師の問診は、患者と看護師間の信頼関係構築の第一歩となる。看護師が患者と真摯に向き合い、患者の発することばにしっかり耳を傾け、受け止めることは、患者が医療を受ける上での安心感につながる。

患者は入院すると、看護師との関わりがより頻繁になる。看護師は、患者との日々の関わりの中でも患者のことばを受け取り、より良い看護へと活かしている。入院時に看護師が行う病歴聴取（アナムネーゼ）では、入院の原因となった疾患に関する症状や状況だけでなく、これまでの日常生活の状況、生活習慣、家族構成、住環境、職業、嗜好品やアレルギーの有無などについて幅広く情報を聴取することになる。これらの情報は、看護師が患者の入院前の生活をイメージし、患者を全人的に捉えることにつながる。このアナムネーゼは入院初日に行われ、看護師と患者が初めて顔を合わせる場であることが多く、患者は緊張して臨んでいる。さらに非常に個人的な情報にアクセスするため、話しづらい事柄や他者に聞かれたくない内容が含まれることもある。そこで看護師は、患者が少しでもリラックスし、守られた環境で安心して話ができるように、プライバシーが保護された空間を提供し、急（せ）かさずゆったりとした態度で接することが大切である。

このように、患者の療養生活を一番近くで支える看護師は、入院中の日々の関わりの中で、多くの患者のことばを受け取っている。食事や排泄の介助や身体を拭く清潔の介助などの療養上の世話は、看護師の主たる役割である。看護師が行う様々なケアは、一方的に患者に提供されるものではなく、常に双方向的に実施され、ケアをする中で患者の反応を観察し、患者から発信されることばや反応を受け止め、それを基にケアを修正したり加えたりしている。このようなやり取りがなされる背景には、看護師のケアは、患者の自立を助けるためにあるという前提がある。ヘンダーソンは、看護の機能について、「看護師の独自の機能は、病人であれ健康人であれ各人が、健康あるいは健康の回復に資するような行動をするのを援助することである。その人が必要なだけの体力と意思力と知識とをもっていれば、これらの行動は他者の援助を得なくても可能であろう。この援助は、その人ができるだけ早く自立できるようにしむけるやり方で行う」（ヘンダーソン 1969、湯槇・小玉訳 2016、p. 14）と述べている。つまり看護師は、患者が本当に必要としている援助だけを行うことで、患者のもっている力を最大限に活用し、患者の自立を援助している。そのために看護師は、患者から発信される反応やことばを受け取り、どこにどれくらいの援助を必要としているのか、患者の身体機能やニーズを見極める力が必要である。ニードに足りない援助は、患者にとって危険であったり不十分なケアであり、ニード以上のケアは、患者の自立を阻害しかねない。こうして看護師は、患者にとってより安楽かつ自立に向けて効果的なケアとなるように援助を行っている。

医療者の中でも特に看護師に向けて発信されることが多い事柄として、療養上の希望や、治療に関する疑問や不安、生活上の困りごとの相談がある。このような要望や訴えは、療養生活を最も身近で支えている看護師だからこそ聞き取ることができることばとも言える。慣れ親しんだ家や気のおけない家族と離れ入院生活を送っている患者は、些細なことでも気になり、不安になりがちである。しかし、「こんな些細なことを言ったら迷惑だろうか」、「皆忙しそうで声をかけるのが申し訳ない」といった医療者への遠慮から、本音や要望を言い出せない患者は少なくない。

ただでさえ入院生活は治療による苦痛や同室者との共同生活による制約など、様々なストレスがかかる環境にある。患者が安心かつ快適に療養生活を送るために、看護師は患者がことばを表出しやすいように寄り添い、どのようなことばでも受け止める姿勢が必要である。療養生活をサポートするために「些細なことでも聞かせて欲しい」というような、看護師からの声掛けがあると、患者はことばを発信しやすくなるだろう。

次に、看護師がことばを「伝える」場面についてである。看護師が主体となって発信者となる場面は、例えば、外来で患者に検査の説明を行ったり、病棟で入院の説明を行ったりする場面が挙げられる。外来では、医師の診察のみでなく、様々な検査が行われ、近年では簡単な日帰り手術も行われている。病院における入院期間は年々短縮傾向にあり、そのため、手術等で入院予定の患者は、入院前に外来で様々な検査や処置、説明を受ける。例えば、血液検査、一般撮影検査（レントゲン）やCT検査などのX線検査、MRI検査、心電図検査、呼吸機能検査など、外来で患者が受ける検査内容は多岐にわたる。このような場面で看護師は、患者に検査日時や検査の内容や方法について説明する。検査内容によっては、事前に処置や更衣、食事や飲水の制限、装飾品の除去、検査後の行動制限が必要となることがある。これらの注意事項について、患者が十分に理解していないと、検査をしても正しい結果が得られないだけでなく、検査自体が行えなくなったり、場合によっては患者に重大な危険が生じてしまったりすることさえある。看護師は、患者に理解しやすいように検査内容を説明し、事前の準備が必要な場合には、なぜ必要なのか、どのように準備すればよいのかなど、患者の理解度に合わせて丁寧に説明すると同時に、患者が十分に理解できたかどうかを確認することも必要である。患者自身が検査の流れを理解し、身体や気持ちの準備を整えることで、より安全に適切に検査を実施することができる。

患者が入院した際には、看護師はまず患者に入院の手続きの方法や病棟内のトイレや浴室の場所といった構造上の説明、病室のクローゼットや貴重品入れ、ナースコール等ベッド周囲の備品の使い方といった事務的な説明を行う。続いて、携帯電話の使用可能エリアや浴室の使用方法、売店など病棟外に出る際は看護師に声をかけるなど、病棟生活上のルールについて説明を行う。これらのルールは、ただでさえプライベートな空間や時間が少ない入院生活をより窮屈にするものと受け止められがちであるが、入院する患者一人ひとりが快適かつ安全に療養生活を送るために必要なルールであるため、丁寧に説明し、理解していただく必要がある。

また、患者が病院という非日常の環境で安心して生活するためには、病院の一日の流れを知ることも重要である。病院での療養生活は、家での生活と異なる部分が多々ある。例えば、起床時間になると部屋の電気がつくこと、食事の時間が決まっていること、医師の回診は担当医だけでなく同じチームの医師と大人数で来ることがあること、消灯時間後は定期的に看護師がラウンドを行い患者の様子を観察していること、などである。このような病院独特の生活の流れは、初めて入院を経験する患者にとっては馴染みがなく、違和感や驚きを覚えることも少なくない。そのため、起床や消灯時間、食事や検温の時間、看護師や医師が訪室するタイミングについても伝える。患者の家族には、面会可能時間や面会できる場所などを伝えることで、大切な家族を病院に預ける不安な気持ちを解消できるように努める。

これらの「伝える」行為を、看護師は相手の理解度に合わせわかりやすく実践することが求められる。すなわち、メッセージの受信者に合わせた伝達手段を選択する、ということである。患者にわかりやすく伝えるためには、相手と共通言語でのコミュニケーションが必要である。共通言語とは、言語の種類のみならず、お互いが共通認識できることばという意味も含まれる。医療者が発することばは専門用語や略語が多くなりがちで、患者には馴染みがなく理解が困難なものも多くある。医療的な専門用語を相手に合わせた言葉に置き換えるなど、看護師が「伝える」ことばは、患者にとってわかりやすい言語的表現である必要がある。

看護実践はまた、言語的なやり取りだけでは成り立たないことも理解しておかなくてはならない。効果的なコミュニケーションのためには、看護師の表情や声の大きさ、話すスピード、口調、姿勢といった非言語的な表現も重要な要素となる（篠崎・藤井 2015、p. 26）。看護師の早口な喋り方やバタバタと忙しそうな動作は、患者をひどく緊張させコミュニケーションの弊害になる。患者が看護師に対して、治療上わからないことを気軽に質問できるような親しみやすさや、自分の想いや訴えを受け止めてくれる、理解してもらえるという信頼感を抱けなければ、せっかくの説明も患者の心には届かない。効果的なコミュニケーションのために看護師は、常に柔軟で穏やかな表情やゆったりとした声掛けを心がけることが大切である。

このように、あらゆる看護実践はコミュニケーションを軸に行われており、そこには常にことばがある。ことばによるコミュニケーションはケアに付随するものではなく、ケアそのものであり看護実践の要である。こうした関わりを通じて、看護師は患者の安全・安楽・自立に向けたケアを目指している。

参考文献

深田博己（1998）『インターパーソナル・コミュニケーション―対人コミュニケーションの心理学―』北大路書房.

ヘンダーソン、V. (1969). 湯槇ます・小玉香津子（訳）(2016).『看護の基本となるもの』日本看護協会出版会.

草柳浩子 (2020).「第12章　マドレン M. レイニンガー」筒井真優美（編).『看護理論家の業績と理論評価　第２版』医学書院.

レイニンガー、M.（1991）．稲岡文昭（監訳）（1995）．『レイニンガー看護論―文化ケアの多様性と普遍性』医学書院.
前田由美子（2019）．「日医総研リサーチエッセイ No.77　医療関連データの国際比較―OECD Health Statistics 2019」 https://www.jmari.med.or.jp/download/RE077.pdf（閲覧日 2023年１月９日）
齊藤勇（監修）．田中正人（編著）（2022）．『図解　心理学用語大全』誠文堂新光社.
篠崎恵美子・藤井徹也（2015）．『看護コミュニケーション―基礎から学ぶスキルとトレーニング』医学書院.

3章　ケアリングとしてのことば

3.1　ケアリングのもつ意味

看護の礎を築いたナイチンゲール（1859、湯槇他訳 2011 p. 14）は、「看護とは、新鮮な空気、陽光、暖かさ、清潔さ、静かさを適切に保ち、食事を適切に選択し管理すること、こういったことのすべてを、患者の生命力の消耗を最小限に整えること」であると提唱した。この教えは時を超え、現代の看護師にも受け継がれ、日々看護ケアという実践により繰り広げられている。

看護師の提供するケアは、診療の補助のほか、入院や治療によって生じる障害の予防や日常生活動作の補助など多岐にわたり、具体的には清拭、洗髪といった清潔を保つ介助や、車いす移動、体位変換、与薬といった看護技術を通して提供されている。もしもこのような看護技術を看護師によって機械的に提供されたら、患者はどう感じるだろうか。疑問があっても相談しづらく不安が増すかもしれないし、看護師の無機質な対応に怒りを感じるかもしれない。人が病気にかかるということは、身体に変化が生じるだけでなく、今までできたことができなくなることでもある。また、それに付随した不安や痛み、悲しみ、怒りの感情を抱きやすくなる。このような感情をもつ人と関わるのが看護師である。看護師は単に看護技術を対象者に提供しているのではなく、不安をできるだけ軽減できるよう、少しでも前向きな気持ちになれるように、対象者を気遣う気持ちや配慮、関心をもって援助を提供している。

ケアリング（caring）は看護の中核的概念として据えられている（西田 2022）。この言葉のもつ意味に着目すると、「ケアリング（caring）とは、ケア（care）がもつ世話や心配などの意味にとどまらず、今世話をしている、今までもこれからも心配し続けるといった、何か（あるいは誰か）へ向けての自己のありようを強く表現した言葉だと捉えることができる」（西田 2022、p. 24）と述べられており、関係を生成し、紡いでいこうとする意志を感じ取ることができる。多くの看護理論家に影響を与えたメイヤロフ（1971、田村・向野訳 1987、p. 13、p. 18）は、ケアリングについて次のように述べている。「一人の人格をケアすることは、最も深い意味で、その人が成長すること、自己実現することを助けることである」、「私はケアする対象（一人の人格であったり、理想であったり、思いつきであったりする）を私の延長のように身に感じ取る」。ケアリングは、単に相手の成長を助けるだけでなく、相手に関与することで、自分の成長も促されるという相互的な関係性のあり方でもある。

では、このような相互的な関係のあり方を実現するにはどうすれば良いのだろうか。Swanson（1991）は、３つの異なる周産期領域を対象に、現象学的研究を行っている。１段階目の研究では、流産を経験した女性を対象に看護師のケアで役立ったケアリングの行動は何だったかについてインタビュー調査を、２段階目の研究では、新生児集中治療室のケア提供者に対し、ケアの心構えとは何かについてインタビュー調査を行った。３段階目では、社会的リスクをもつ母親に対し看護介入を行い、看護師との関係についてどのようなことを思い出し、どのように説明するかについて調査を行った。これら３つの研究を通して、以下にある相互的な関係を構築するためのケアリングの５つのプロセスを見出した（Swanson 1991）。

【Knowing（知ること）】相手の人生のある出来事の意味を理解しようと努力すること

【Being with（ともにいること）】相手とともにいるという気持ちを示しており、単に目の前にいることだけではなく喜びや痛みを分かち合う

こと

【Doing for（ために行うこと）】可能であれば、自分に対してそうしたいと思うように相手のためにすること

【Enabling（可能にすること）】人生の転機や不慣れな出来事を通り抜けられるよう相手を助けること

【Maintaining belief（信念を維持すること）】出来事や転機を乗り越え、意味ある将来に到達するよう信頼し続けること

これらのプロセスを踏まえ、Swansonはケアリングを、「関わり、責任を感じる大切な存在に対する養育的な関係の育み方」と定義した(Swanson 1991)。人と人の関わりは、点で終始するものではなく、一場面一場面が織り合い、時に淡く、時に濃くなりながらも育んでいくものであることを示している。このケアリング理論に依拠しつつ、どのような言葉あるいは態度、関わりがケアリングとして機能しうるのか事例を見てみよう。

事例

Aさんは75歳の女性である。数年前に肺がんが見つかり、肺の一部を切除し、化学療法を行った。数年後、咳や腰痛、倦怠感が長引いたため受診。検査した結果、骨や他臓器に転移していることが判明した。治療を受けたが効果は得られなかったため、今後は症状を緩和する治療を受けることになった。

Aさんは、ずっしりと身体が重く、寝返りを打つと背中や腰に痛みを感じていた。咳が続き、少し歩くだけでも呼吸が荒くなる。「どうして自分がこんな思いをしなくてはいけないのか、いつまで続くのか、このまま死ぬのだろうか」という思いが募るばかりだった。

看護師が「お熱を測りますね」、「身体拭きと着替えをしましょうか」

と声をかけても、毎日Aさんは「また測るの？」と返したり、「あとでいいわ」と素っ気ない態度をとった。やがて看護師を遠ざけ、ベッドに閉じこもるようになり、１週間が経過した。ある日、看護師は塞ぎ込んでいるAさんの病室を訪れ、布団やベッド周りを整えたあと、「少しここにいても良いですか」とベッド脇に腰を下ろし、自宅周辺で開催されていたお祭りが賑わっていたことを話した。「痛みも、だるさもつらいですよね」と声をかけ、Aさんの腰に手を当てさすると、パジャマの上からでも身体が冷えていることが伝わってきた。看護師は「身体が冷えていますね。足だけでもお湯につけてみませんか、寝たままの体勢で構いませんので。温まりますよ」と提案すると、うずくまっていたAさんがうなずいた。看護師はすぐに洗面器にお湯をはり、Aさんの足をゆっくり浸した。Aさんは「はぁ」と安堵のため息をもらし、「気持ちいいわね」と呟いた。続けて「身体が思うように動かないって、精神的にもダメージが大きいわね。夫は面会に来ても荷物だけ置いてすぐに帰っちゃうし、一人で天井ばかり眺めているとついつい悪いことばかり考えちゃって」と話した。看護師は「不安になりますよね。そんな時は遠慮せずにいつでも呼んでください、私もAさんと一緒に過ごさせてください」と部屋を後にした。

ある日、看護師は、面会を終えた夫を呼び止め様子を伺った。夫は「面会に来ても何をしたら良いのか、何を話して良いのかわからなくてね」と口にした。看護師は、「そうですよね。何もできないと思うお気持ち、わかります」と共感を示し、「Aさん、痛みもあって、お一人だと不安になるのだと思います。話題を無理に作り出そうとしなくても、今日食べたものとか洗濯したとかでも、または何も話さなくても横にいて本を読んでも良いと思います。そばにいるだけでも安心できると思いますよ」と続けた。その日からAさんと夫が一緒に過ごす時間は徐々に増えていった。

看護師が訪室するとAさんは「少し良くなったら一度、家へ帰れるかしら。残してきたお花たちが心配だわ」と笑顔を見せた。看護師は、「そうですね。ご自宅へ帰れるように私たちもサポートしますね」と声をかけた。

Swansonの５つのケアリングのプロセス（Swanson 1991）に基づき、事例の分析を試みた。

【Knowing（知ること）】

Aさんの「また測るの？」という口調や看護師を遠ざける様子は、いつまで続くかわからない身体的苦痛への苛立ちや死への不安が反映されている。これまで自分でできた動作の一つひとつに介助が必要になるにつれ無力感も増してくる。看護師はAさんの揺れ動く感情を理解しようとAさんのもとを訪れている。クラインマン（1988、江口・五木田・上野訳1996、p. 4）は疾病分類で解釈する「疾患（disease）」と「病い（illness）」を区別し、病いを「人間的に本質的な経験である症状や患うこと（suffering）の経験」と説明した上で、ケアには個別的な病いの経験を理解することが重要であることを指摘している。

肺がんは気管支や肺胞に発生する悪性腫瘍である。増殖したがん細胞は組織の正常な機能を失わせ、咳嗽（がいそう）や呼吸困難感、疼痛を生じさせる。Aさんにとって、こうした肺がんの症状は、迫りくる死を感じさせ、死への不安や恐怖へとつながっている。病理学的理解にとどまらず、肺がんをどのように受け止め、経験しているのかを看護師が理解することは、患者が残された時間をどう生きるかを考え、支えるためにも必要である。

【Being with（ともにいること）】

自分の苦しみをわかってもらえないことは、哀しみをもたらし、その人を孤独にする。看護師は、「痛みも、だるさもつらいですよね」とAさんに生じている苦痛を予測し、声をかけた。同時に腰に手を当て、A

さんの苦痛や置かれている状況を理解したことを看護師は言葉と行動によって示している。相手と同じ苦しみを味わうことはできないが、相手が感じている苦しみやつらさを想像し、それを相手と分かち合うことは可能である。こうした共感は、「他人とつながりをつくることであって、関与によって溺れることなしに親密さを体験すること」である（トラベルビー 1971、長谷川・藤枝訳 1974、p. 201）。共感的態度で接することは、看護師が身近な頼れる存在であることを患者に認識してもらう機会となり、関係性が深められる段階にもなりうる。

【Doing for（ために行うこと）】

看護師はAさんの腰に手を当てた時、身体が冷えていると感じた。冷えている身体を温めたい、そうしたら身体のつらさも少しは軽くなるだろうかと考え、足浴を提案している。それまで反応を示さなかったAさんは「うん」とうなずき同意を示しており、自分の今の状況を理解してくれる「この看護師」であればと受け入れてよいという様子を見せている。お湯に足を浸す足浴には、血液循環を促進し、皮膚からの老廃物の排泄を促すのみでなく、気分転換を促す効果があることを看護師は熟知している。実際、足浴はAさんに安堵感をもたらし、それまでため込んでいた思いを吐露する契機となっている。

【Enabling（可能にすること）】

「一人でいると悪いことばかり考えちゃう」と語っているように、孤独な入院生活や体調の悪さは、患者に抑うつ状態を引き起こす。看護師はAさんの言葉から、持続する症状に対する不安や死への恐怖を四六時中感じていたのだろうと推察し、「不安になりますよね。そんな時は遠慮せずにいつでも呼んでください、私もAさんと一緒に過ごさせてください」と声をかけている。看護師は言葉で、「あなたは一人ではない、常にあなたに関心を向けている私がいる」ということを知らせている。「関心の向け方には観察やコミュニケーションという方法があるが、観察のみでは一方的にすぎず、自分に関心を向けられていると知るには看護師の言葉や行動が必要となる」（秋元 2011、p. 166）、とあり看護師の関心を示すことにより、相手は自分のことを理解してくれる存在に気づくことができる。関心を寄せることは、関係の構築には欠かせない看護師の資質となる。また看護師は、「自分もＡさんと過ごしたい」と伝えることで、Ａさんの負担感を軽減させていることがわかる。

【Maintaining belief（信念を維持すること）】

看護師は、Ａさんができるだけ一人の時間をなくし、孤独を味わうことがないようＡさんの夫にも働きかけている。夫と過ごす時間が増えることにより、「良くなったら、一度家へ帰れるかしら」という言葉を発している。今まで、苦悩の中にいたＡさんだが、「良くなったら」と自分の今後に希望を見出していることがわかる。モンゴメリー（1993、神郡・濱畑訳 1995、p. 122）は、ケアリングの効果として「勇気、忍耐などに見られる統合感と自己認識の高まり、そして生きることの高揚感を経験する」と述べている。生きることの高揚感とは、希望、喜びである。看護師は相手が前向きに過ごしていけるよう背中を押すことも時に必要である。同時に、このような関わりを通した相手の変容は看護師の喜びでもあり、看護者自身の成長にもつながる。

本事例を通して、ケアリングの５つのプロセスを確認した。しかし、単にこのステップを踏むことで、直ちにケアリングに結びつくわけではない。その前提には、「あなたを理解したい」、「あなたのことを心配しています」という看護師の患者への思いが必要である。そして看護師の患者への湧き上がる関心が言葉や振る舞いに織り込まれることで、初めてケアリングとして作用する。西田（2022、p. 101）は、「相手に寄り添いたいという思いは、一般的には心情や感情であるが、看護師の場合は、職業的責務に起因する倫理観として生まれるものである」、加えて「それを持ち合わせているからこそ患者の前に立ち、ケアすることが許されている、つまり看護師であるからこそ相手に寄り添おうとするのである」と述べている。Swansonのケアリングの定義（Swanson 1991）に示されたように、看護師が向ける関心には、大切な存在を引き受ける責任が伴う。病いを前に、時として生死に関わり、決断を迫られ、不条理な場面に遭遇することがある。しかし看護師が看護ケアを通じてケアリングを提供するためには、どのような場面においても「相手とともに歩む」という看護師の揺るがぬ心構えが必要である。

3.2 アドボケーターとしてのことば

超高齢多死社会を迎える我が国では、人々の最期の迎え方について様々な議論が行われるようになった。厚生労働省は、「人生最終段階における医療・ケアの決定プロセスに関するガイドライン」を策定し、人々が納得して希望の最期を迎えるための準備を奨励している（厚生労働省 2018）。これらの希望について明確な本人の意思表示があれば、家族も医療者も、その希望に沿って最期の場を整えることができる。しかし家族に負担をかけることや、治療にあたる医師に言い出しにくいという遠慮から、自分の本当の意思を伝えられない患者も多くいる。さらに高齢化に伴う認知症の増加によって、患者本人の意思確認ができないケースも多く生じている。こうした場合、治療選択や最期の迎え方についての意思決定は、家族と医療者に委ねられることになる。患者の視点に立ってその人の価値観、文化、背景を理解し、さらに倫理性を重視した最善を考えることが医療者に求められる。

看護師は常に患者の最も身近におり、患者のアセスメントを通じて、患者の耐えうる力、学ぶ力、回復する力といった重要な側面を感じ取っている（ポッター・ペリー 2002、井部訳 2007）。このため、患者の意思を知り、医療チームにその意向を伝えるアドボケーターとしての役割を果たすことができる。第１章でも述べてきたように、ケアリングに満ちたその人らしさへの看護ケアは、「治療やケアの選択・人生上の重大ごとに対する意思決定」や「個人の望む生き方」、「終末期の過ごし方や死後の自己のありように対する希望」など生き方の選択を導く（黒田・船橋・中垣 2017）。すなわち看護師がケアリングを提供する時、看護師は患者にとっての良きアドボケーターとしても機能することになる。特に自分の本当の意思を伝えられない患者にとって、看護師のアドボケーターとしての役割は重要である。

しかし、患者の本心との向かい合いにおいて、看護師は時に大きな覚悟を要することがある。看護師にこの覚悟がない場合には、「これは自分がしなくてもよいだろう」と判断を下したり、あるいは見えない・気づかないふりをして通り過ぎようとするかもしれない。こうした看護師の覚悟を揺るがす背景にあるものは、終末期医療について触れなければならなかったり、医療的には推奨できない患者の希望に遭遇したり、自分との価値観のずれや、看護師自身が感情を揺さぶられるような体験が生じるためである。しかし、患者と向き合うことから回避した時、看護師の心には「あの時にこうすればよかった」、「もっと話を聞いて行動すればよかった」と、最善を尽くせなかったことへの後悔が、少なからず生じることになる。看護師が患者のアドボケーターとなるためには、それがたとえ自分の価値感と合致せず、自身が推奨しない選択肢であっても、患者とその家族のことばを良く聞き、患者の選択を支持し、家族や他の医療者との調整をする役割であることを忘れてはならない。

3.3　実践場面で考える看護師のアドボケーターとしての働き

ここでは２つの事例を挙げ、看護師のアドボケーターの役割について考えてみたい。

事例1

肺がんの55歳女性　Bさん

脳転移があり、延命のための頭部の放射線療法を行っていた。身の回りのことに不自由もなく、呼吸が苦しいなどの症状もなかった。入院後、看護学生がBさんを担当し、看護学実習を行うこととなった。Bさんは「肺がんなのに肺がんの治療はなぜしないのだろう」、「根本的な肺がんをどうにかしなくていいのかしら」、「頭の治療だけで、他に肺がんが転移しないのかしら」という疑問を毎日看護学生に語っていた。カルテの中には、今後の治療方針や予後についての記載がなく、看護学生もBさんと同様に、どうして脳腫瘍の照射だけなのだろうかと疑問に感じていた。しかし、Bさんは主治医にその話を投げかけたことがなく、看護師にも伝えたことがなかった。代わりに看護学生は、毎日その日の受け持ち看護師にBさんの訴えについて報告をしていた。以下は、看護学生と看護師との会話である。

看護学生：Bさんは、肺がんの治療はなぜしないのだろう。根本的な肺がんをどうにかしなくていいのかしらと話していらっしゃいました。
看護師：はい、わかりました。この方、不安なのよね。
看護学生：はい。

こういったやり取りで終わってしまい、どの看護師も具体的なBさんの訴えへの対応はしてくれなかった。しかしBさんの訴えは毎日続いていた。実習最終日に看護学生は、Bさんの訴えを実習指導者である看護師に切実に訴えた。

看護学生：Bさんは、肺がんの治療はなぜしないのだろう。根本的な肺がんをどうにかしなくていいのかしらと話していらっしゃいました。

実習指導者：そう、わかりました。

看護学生：あの、Bさんは毎日この話をされています。肺がんなのになぜ肺がんの治療をしないのか。頭だけの治療で大丈夫なのかと、すごく心配されています。このことを主治医には聞いたことはないとお話しされていて。どうにかならないでしょうか。

実習指導者：そうなのね、わかりました。まだBさんに予後についてはお話ししていないので、主治医の先生にインフォームドコンセントをしてもらえるようにしましょう。

実習指導者である看護師は主治医にBさんの状況を報告した。その日の夕方、主治医からBさんにインフォームドコンセントが行われ、最終的にBさんは退院して自宅で最期までの時間を過ごすことになった。

解説

看護学実習では、学習のために看護学生は一人の患者を担当し、その患者と行動をともにしながら看護ケアにあたっている。このため看護学生は、複数の患者を受け持ってケアを提供している看護師よりも、長い時間を担当患者と過ごすことができる。看護学生はこうした関わりの中で、患者の本音に触れる機会が多くある。この事例でも、看護学生は毎日Bさんが発する不安のことばに接し、Bさんの不安が切実な問題であることを察知している。その情報を看護師に伝えてはいるが、看護師は誰も患者の不安の切実さを受け止めてはいなかったことがわかる。しかし、看護学生はBさんの不安を何とか軽減できないものかと粘り強く考え、実習指導者に必死に訴えている。この看護学生の行動が、主治医への情報提供につながり、最終的に患者が希望する最期を叶えることへと結びついている。日々の看護師が「これは自分がしなくてもよいだろう」と判断を下し、看護学生への「患者さん不安なのよね」という言葉で終わってしまっていた状況が、看護学生の患者に向き合うことへの覚悟によって動かされた一例である。看護学生はアドボケーターとしての役割の一端を担ったことがわかる。看護学生の患者への関心は、まさにSwansonがケアリングの定義で示した、大切な存在を引き受ける責任を伴う関心（Swanson 1991）であったと言える。

事例2

統合失調症の70歳女性　Cさん

Cさんは肺がんがあるが、検査・治療を拒否している。検査をするためには現在入院している病院から別の病院へと転院する必要がある。長年同じ入院環境で過ごしてきたCさんにとっては、転院による環境の変化はハードルが高い問題でもある。さらに、Cさんは「私が悪いのは、腸なんですよ。肺ではありませんので」と誤った認識をもっており、主治医からの説明も受け入れてはくれなかった。医療スタッフは話し合い、Cさんが早急に転院して精密検査と治療が開始できるよう、本人の同意をとる方向で関わることを決定した。Cさんの最も大きな気がかりは腸であるため、手始めとして便通を整えるなどのケアを行いながら、患者の意向を確認することにした。しかし、統合失調症の症状もあり、便通が改善されて調子がよさそうな時でもCさんは変わらず腸のことにこだわって、肺がんのことは耳に入らない状況だった。Cさん本人は、肺がんの告知はされているが、それは認められないし、転院はしたくないと感じていた。Cさんの妹は、主治医が言うように、治療が必要な状態なら、転院して手術をしてほしいと考えていた。そして主治医は、検査ができない状況では治療の選択肢を具体的にできないので、早いうちに転院し、精密検査を受け治療を受けてもらいたいと考えていた。こうした状況の中で、受け持ち看護師は、日々の関わりの中で折に触れてCさんとコミュニケーションをとることを重ねていった。以下は、Cさんと受け持ち看護師とのやり取りである。

看護師：肺の検査と治療はどう思っていますか？

Cさん：腸の方は悪くて、肺の方は何ともないんですよ、そう聞いてますから。

看護師：どなたに聞きましたか？

Cさん：（石の置物を指し）お地蔵さんが話しています。

看護師：なるほど、主治医の先生からはどう聞いてますか？

Cさん：肺に関してはまったく問題ないはずなので、毎日私はノートに書いてるんですよ。これがその証拠です。（お経の書かれたノートを見せてくれる）

看護師：そうですか。がんと聞いて怖かったり心配だったりしませんでしたか？

Cさん：肺は何ともないと言われてるから大丈夫です。

看護師も医療者として、治療が可能で苦痛がないうちに治療ができることが望ましいと考え、その方向でCさんにも話をしてきたものの、次第にそれが本当にCさんの望むことなのかどうか、Cさんにとってベストな選択なのかについて悩むこととなった。看護師は、Cさんは統合失調症の症状によって、妄想があり必要な答えが得られない状況ではあるが、妄想の根底にはがんであることを直視できないための否認、逃避があるのかもしれないと考えた。医療チームとしては、転院を進める方向で話をしてきたが、看護師の呼びかけによって、もう一度チームの中で話し合いをもつことになった。Cさんの妄想の発端となる、不安や恐怖があるのかもしれないという考えをチーム内で共有し、転院を進めていく方向ではあるが、Cさんの意思を確認できるように時間をかけて対話をしていこうということでチームの方向性を変更した。

解説

精神疾患があって妄想にとらわれていても、できる限り患者本人から治療の同意をとる必要がある。抗がん剤や手術が必要な場合、患者自身が治療に同意して参加しなければ、安全に医療を受けることが困難だからである。看護師はアドボケーターとして患者の意思の代弁者であるのと同時に、患者に必要な医療情報や知識の提供も必要である。Cさんの事例の場合、本人が理解できるように病気や治療の情報を提供した上で、時間をかけながらCさんの本当の希望を引き出していくことが重要だろう。精神疾患がある場合、その人の希望があっても判断能力がないものとされてしまう危険がある。こうした医療の場では、本人不在で重要な決定がなされることがないように、看護師のアドボケーターとしての役割はより一層重要となる。

さらにこの場面では、医療者の価値観と患者の価値観に相違が生じていることを理解する必要がある。我々は、医療者の責務として、患者のために最善の治療を提供したいと考えているものの、医療者の考える最善が、患者にとっての最善とは限らないことがある。たとえ自分であったら選択しない方法を患者が希望したとしても、医療者は患者の考えを良く聞き、患者の選択や決定を支持することがアドボケーターとしての役割と言える。

看護師の仕事は、人間対人間の関係を確立することである（トラベルビー 1971、長谷川・藤枝訳 1974）。覚悟をもって患者と向き合うということは、日々のケアの中で関わるだけではなく、時間をとって人間対人間として患者と向き合い、患者の世界に入ってその価値観を理解し、患者の「できないこと」も含めて、その存在を認めることから始まる。相手のできないことも受け入れるという看護師の態度と、その人の価値観や背景を理解した上でのコミュニケーションは、患者が心を開くきっかけを作り出す。「あなたの本当の気持ちが知りたい」、「どうしたらいいか一緒に考えたい」という姿勢や、それを言葉で伝えることも有効である。最後に、看護師の価値観がアドボケーターの役割に大きく反映するため、看護師や医療者としてではなく一人の人として多くの人と交流し、広い視野をもつことが重要である。多様性を認められる柔軟な思考やコミュニケーション力は、アドボケーターに必要不可欠な要素であり、それは看護師個人が幸福に生活するためのエッセンスにもなるだろう。

参考文献

秋元典子（2011）.『看護の約束　命を守り、暮らしを支える』ライフサポート社.

厚生労働省（2018）.「「人生の最終段階における医療の決定プロセスに関するガイドライン」の改訂について」https://www.mhlw.go.jp/stf/houdou/0000197665.html（閲覧日 2023年1月13日）

クラインマン、A.（1988）. 江口重幸・五木田紳・上野豪志（訳）（1996）.『病いの語り―慢性の病いをめぐる臨床人類学』誠信書房.

黒田寿美恵・船橋眞子・中垣和子（2017）.「看護学分野における『その人らしさ』の概念分析―Rodgersの概念分析法を用いて―」『日本看護研究学会雑誌』40（2）、141-150.

メイヤロフ、M.（1971）. 田村真・向野宣之（訳）（1987）.『ケアの本質―生きることの意味』ゆみる出版.

モンゴメリー、C. L.（1993）. 神郡博・濱畑章子（訳）（1995）.『ケアリングの理論と実践―コミュニケーションによる癒し』医学書院.

ナイチンゲール、F.（1859）. 湯槇ます・薄井担子・小玉香津子・田村眞・小南吉彦（訳）（2011）『看護覚え書（改訳第7版）』現代社.

西田絵美（2022）.『ケアの気づき―メイヤロフの「ケア論」がひらく世界』ゆみる出版.

ポッター、P. A. &ペリー、A. G.（2002）. 井部俊子（監修）（2007）『ポッター&ペリー看護の基礎　実践に不可欠な知識と技術（第1版）』エルゼビア・ジャパン.

Swanson, K. M.（1991）. Empirical development of a middle range theory of caring. *Nursing research,* 40（3）, 161-165.

トラベルビー、J.（1971）. 長谷川浩・藤枝知子（訳）（1974）.『人間対人間の看護』医学書院.

4章　医療におけることば

4.1　医療者としての責任

医療法第１条の４第２項に定められているように、「医師、歯科医師、薬剤師、看護師その他の医療の担い手は、医療を提供するに当たり、適切な説明を行い、医療を受ける者の理解を得るよう努めなければならない」。なぜなら、患者・家族は病状や治療について十分に理解し、納得した上でどのような医療を選択するかという意思決定をする必要があるためである（日本看護協会 2022）。そのために、医療者と患者の円滑なコミュニケーションは非常に重要である。

しかし、医療現場におけるコミュニケーションでは、様々な理由で双方の理解の乖離が生じるという研究が多数報告されている（梅津・萩原・信友 2003; 上星 2007; 西村他 2018; 野々村・岡・山中 2021）。医療者と患者間で理解の乖離が生ずることにより、患者は不正確な情報を基に医療を選択することになり、時に誤った意思決定に導かれてしまう危険性がある。私たちは、患者とコミュニケーションをとる上でこのような可能性を念頭に置き、医療者と患者双方の理解が一致しているかを丁寧に確認する必要があるだろう。

そこで、看護師患者間の理解の乖離について考えてみる。

4.2　医療専門用語をめぐる理解の行き違い

看護師を含め医療従事者は、日常的に多くの医療用語を使って業務を遂行している。医療用語は一般の人が日常ではあまり聞くことのないカタカナの単語や、漢字であっても文字から意味を想像することが難しい単語が多くある。国立国語研究所（2004）が行った調査では、一般の人の84.3%が、病院で病気の説明などに使われる言葉を「言い換えをしたり、説明を加えたりしてほしい言葉がある」と回答している。また、梅津・萩原・信友（2003）は、医療用語を用いた説明により患者が自分の健康問題や治療の副作用に気づかないことがあり、患者に対する間接的な情報遮断になる場合があることを指摘している。その一方で、一般的に聞き馴染みのある医療用語であっても、医療従事者と患者やその家族の認識には差があることが知られている（孫・平澤 2017; 吉田他 2013）。医療者が患者やその家族がどの程度医療用語を理解しているのかを正しく認知していないと、疾患や治療内容を適切に伝えることが困難になる。そのため、患者にとって安全・安心な医療を受けてもらうこと、円滑な意思決定を行うためには、分かりやすい言葉に置き換えて説明をする工夫や、明解な説明を加えて患者に伝えるというコミュニケーションスキルが必要である。

医療用語がわかりにくい理由には、①言葉が知られていない、②言葉の理解が不正確、③理解を妨げる心理的な負担があると言われている（国立国語研究所 2009）。以下、事例をもとに解説していく。

①言葉そのものに馴染みがないこと：『誤嚥（ごえん）』

看護師：昨日のお食事中に誤嚥をしてしまい、お熱が上がっており、今はお食事を中止して点滴で治療を行っています。

家　族：何を飲み込んでしまったんですか？　認知症が悪くなって、食べ物とそうじゃない物もわからなくなってしまったんですね。

『誤嚥』や『嚥下』といった言葉に使われる『嚥』という字は飲み込むことを意味するが、医療分野特有の表現であり、日常で使う機会がない難解な表現である。今回の事例では、家族は説明を聞き、患者が異物を飲み込んでしまったと勘違いをしている。このように馴染みのない言葉や、その他医療用語に多いカタカナ語はむやみに使わない配慮が必要であり、患者家族に対して、日常的な言葉に言い換えて説明を行う必要がある。

『誤嚥』：食べ物や飲み物が食道ではなく、誤って気管に入ってしまうことです。飲み込む力が弱くなったり、飲み込む神経の働きが悪くなったりすると起こりやすくなります。飲食物だけでなく、唾液が気管に入る場合もあり、気管や気管支に食べ物や唾液が入ることで肺炎を起こすきっかけになることもあります。

②言葉の理解が不確か：『動脈硬化』

看護師：動脈硬化が原因で血圧が高くなっています。毎食後お薬を飲むことと、お食事や適度な運動にも気を遣うようにしてくださいね。

患　者：先生にも血管が硬くなってるから血圧が高くなってるって言われたよ。でも年だからしかたないよね。今のところ何にも症状はないから大丈夫だよね。

『動脈硬化』は比較的よく用いられる言葉であり、一般の人にも馴染みがある。しかし、今回の事例が示すように、文字のイメージから血管が硬くなることだけがイメージされたり、年齢が原因で防ぎようがないと誤解している場合などもある。このように、よく知られた医療用語であっても、理解が不十分な場合やそれが何を意味しているのかまでわかっていない場合がある。このような場合には、医療用語自体の使用を避けるのではなく、言葉の意味を正しく理解してもらえるような明確な説明を付け加える必要がある。

『動脈硬化』：動脈の血管が、年齢とともに老化して硬くなることや、血管に脂肪がこびりついて血管の内側が狭くなった状態です。原因は食習慣や喫煙、運動不足などの生活習慣によるものです。この状態が続くと、狭心症や脳梗塞といった危険な病気を引き起こすことがあります。

③患者は不安定な心理状態にあること：『ステロイド』

患　者：先生からステロイドを使って治療すると言われました。効果が強い反面、副作用も強いんですよね？　一度使うとステロイドしか効かなくなるって聞いたこともあるし。できれば違う薬で治療をしたいけど。良くなってきたら量を減らしたりしてもいいですか？

『ステロイド』も、一般の人にはよく知られた薬品名であるが、強い副作用があり危険な薬だと過度な不安を抱く人が多い。このように不安や誤解から、自己判断で使用量を減らしたり、途中で使用するのをやめてしまうことは、治療効果を弱めたり、反対に副作用の危険を高めてしまうことにつながる。患者は大なり小なりの不安を感じながら医療者の説明を聞いており、不安を減らすための方策を求めている。誤った自己判断を避けるために、患者の抱えている心理的負担が何であるかを把握し、それを表出し安心してもらえるような言葉かけが必要になる。

『ステロイド』：炎症を鎮めたり、免疫の働きを弱めたりする薬です。腎臓の上にある副腎皮質というところでできるホルモンの成分をもとに作られています。適切に使わないとからだに影響が出るので、必ず指示通りに使ってください。薬の量は専門の先生が体調を診ながら調整してくれます。適切な量を飲んでいる分には安全に使用できるので、心配はいりません。体調の変化がある時はいつでも相談してください。

4.3　言葉の受け止め方の相違による理解の行き違い

ここでは患者と看護師の言葉の受け止め方の相違によって生じた行き違いについて、事例を通して理解を深める。

①「ずいぶん柔らかくなって、たくさん出た」便

Aさんは、硬く出しにくい便が親指ほどの量しか出ない状態が３日ほ

ど続き、緩下剤（便を柔らかくして出しやすくする薬）を内服しながら排便の調整を行っている。内服を開始してから１週間後に排泄状況を聞くと「便がずいぶん柔らかくなって出しやすくなり、たくさん出るようになった」と返答があった。看護師は適切な性状の便が十分な量排泄され、便秘は解消傾向にあると考えた。そこで医師に報告し、緩下剤を減らしていく方針となった。しかし、あらためて患者によく話を聴いてみると、実際には「硬～普通便がバナナ半分ほど」であり未だ便秘傾向であることがわかった。結局、緩下剤は減量せずに継続することとなった。

この事例は、患者と看護師の間で「ずいぶん」と「たくさん」の認識が異なることによる行き違いを示したものである。『広辞苑』（2018）によると、「ずいぶん」とは「程度が（それ相応に）著しいこと」、「たくさん」とは「数量の多いこと、十分なさま」であるが、このような程度や数量を示すことばは、何を判断基準にするかが個人によって異なる。事例では、患者の表現する「ずいぶん」「たくさん」は、硬く出しにくい便が親指ほどの量しか出ない時を基準とした判断であったが、看護師は患者の言葉から、便秘が解消するほどの量であると誤って認識していた。そして、この排泄状況の誤った情報が基になり、不適切な薬剤調整につながる危険性があった。この場合、看護師は便の性状や量をより具体的に聴取する必要があっただろう。

このような、個人がもっているものの見方や感じ方のものさしを認知枠組みといい、個人の育ってきた家庭や、教育、文化によっても影響を受けている。看護師は、看護師自身がもっている認知枠組みを理解した上で患者の認知枠組みを考える姿勢が大切である（塚本・片桐 2018）。そのほかにも、個人の認知枠組みによって異なる意味に捉えられる表現がある。例えば、「少しお待ちください」は、待機時間の捉え方に個人差が大きい（梅津・萩原・信友 2003）。臨床現場において看護師が多重業務をこなすにあたり、患者に待機を依頼する場面は多いものの患者と看護師の待機時間の捉え方に相違が生じている場合、それが患者の不安や不満、時にはインシデントの要因になっている（野々村・岡・山中 2021）。また、「暖かくなる頃には退院しましょう」等、病状変化の時期を表現することばも、暖かさや寒さの感じ方が個人で異なるために、想定する時期に相違が生じる。このように、医療において時間や時期の解釈に相違があると、患者は現実と釣り合わない期待や見通しをもち、後悔することになる可能性がある（西村他 2018）。

②「良くなった」と言われたから、内服をやめた

高血圧症で内服加療をしている患者がいた。収縮期血圧は200mmHg、拡張期血圧も120mmHgを超えるような不安定な血圧値を推移していたが、内服加療を始めて２か月ほどで130mmHg台／90mmHg台へと下降した。それを見て看護師は「血圧がとても良くなりました。内服が効きましたね。」と声をかけた。患者は「血圧値が良くなった」と言われたので、内服をやめた。

この事例も、患者と看護師の間で「良くなった」の個人の認知的枠組みの違いを示したものである。看護師視点の「良くなった」は、血圧が下降し理想的な血圧に近づいているという「治療過程における変化」を表現した。しかし、患者は「良くなった」を血圧に問題がなくなったという「治療の結果」として捉え、さらには内服の必要性がなくなったという判断につながった。

通常、高血圧の治療は、安定した効果を得られるまで、継続して行われる。そのため、一時の血圧値だけで薬剤の増減や中止の判断をすることはないが、患者は一時的に、下降した血圧値を見て薬が効いて病気が治ったと捉えることもある。このような医療者と患者の間に存在する認

識の相違は、臨床現場で多く存在する。医療者と患者、言い換えると「医療的知識や情報を多く有する人と少ない人」の関係にある場合、知識や情報をもつ側がもたない側に十分理解できるような説明を行うことは簡単ではなく、しかも理解されていないという事実が表面化しにくい（石崎・野呂 2013）。この事例の場合も、患者が自身の病状や治療方針を正確に理解できていなかった可能性があり、その理由は医療者の説明不足や言葉の選び方によるものと推測できる。今一度、高血圧治療の計画を説明することや、看護師は「前回と比べて血圧が下がりました。引き続き定期的な内服を続けてくださいね」など具体的に表現し、患者に誤った認識を生じさせない工夫が必要である。

これらの認識の違いは、医療者が患者へ病状を説明する時だけでなく、患者から情報を得たい時にも生じる。例えば、診察において医師から「変わりはないですか」とたずねられた時、「そういえば１か月ほど前に頻脈だった日が２日ほど続き、その間起き上がれなかった」というようなことを思い出したとしても、今は異常を感じていなければ、今さら説明する必要はないと考え、「変わりはないです」と言ってすませてしまうかもしれない（日経メディカルオンライン 2023）。その場合、「この２週間で、体の調子で変化したことはありますか」など、医療者が求める情報を患者から聞き出すために、質問の言葉を工夫する必要がある。

参考文献

石崎雅人・野呂幾久子（監修）（2013）．『これからの医療コミュニケーションへ向けて』篠原出版新社．

国立国語研究所（2004）．「外来語に関する意識調査：全国調査」http://doi.org/10.15084/00002303（閲覧日 2022年11月10日）

国立国語研究所「病院の言葉」委員会（編）（2009）．『病院の言葉を分かりやすく―工夫の提案―』勁草書房．

公益社団法人日本看護協会（2022).「インフォームドコンセントと倫理」https://www.nurse.or.jp/nursing/practice/rinri/text/basic/problem/informed.html（閲覧日 2023年1月13日）

日経メディカルオンライン（2023).「医師はいつ患者から「信頼」されるか」https://medical.nikkeibp.co.jp/leaf/mem/pub/ series/kishimi/202301/578052.html（閲覧日 2023年1月13日）

西村一宣・栗山陽子・行徳五月・寺戸沙織（2018).「医療で一般に使用される言語に対する医療者と患者家族の意識調査」『*Palliative Care Research*』13（3）、281-286.

野々村ゆかり・岡耕平・山中真（2021).「ナースコールに対する「待つ患者」と「待たせる看護師」の待機時間認識調査：時間を表す言葉の時間認識」『日本医療マネジメント学会雑誌』 22（3）、130-134.

新村出（編）(2018).『広辞苑（第七版)』岩波書店.

孫大輔・平澤南波（2017).「プライマリ・ケアで用いられる医学用語の誤解に関する市民と医療者の認知の差」『日本ヘルスコミュニケーション学会雑誌』8（1）、19-30.

塚本尚子・片桐由紀子（2018).「第10章 患者を支える人間関係」石川ひろの・奥原剛・岡田佳詠・太田加世・宮本有紀.『人間関係論（第3版)』医学書院.

梅津和子・萩原明人・信友浩一（2003).「医療コミュニケーションを妨げる曖昧な言語表現について―用語の理解に関する調査」『医療と社会』13（3）、103-119.

上星浩子（2007).「看護場面における患者・看護師の曖昧表現の認識」『桐生短期大学紀要』18、55-62.

吉田佳督・吉田康子・元吉忠寛・齋藤充生・齋藤明子・早瀬隆司（2013).「医師と市民との間の医療用語の認知の差異に関する研究」『日本衛生学会誌』68、126-127.

5章　看護英語と言語教育・学習理論

「看護英語」を開講するにあたって次の７つの方針を立てた。本章の目的はこれらの諸方針に理論的な裏付けがあることを示すことである。

1．看護師に必要とされる専門的かつ高度な英語力の養成を目的とすること
2．実践的な英語力を鍛えること
3．英語の機能に焦点を置くこと
4．相手を援助するための英語力であること
5．全人的教育であること
6．評価には形成的評価を取り入れること
7．プログラムの評価を多角的な視点から行うこと

以下、各方針について詳述する。

5.1　看護師に必要とされる英語 —English for Vocational Purposes

看護師には専門的かつ高度な英語力が必要とされる。このために、カリキュラム作成にあたっては看護英語を「特定の目的のための英語」(English for Specific Purpose、ESP) と捉えた。どこでも誰とでも通じ合えるオール・ラウンドな英語力ではなく、看護師に必要とされる即戦力につながる英語力を養成することが目的である。ESPは大きく分けて、「学術研究のための英語」(English for Academic Purposes, EAP) と「職業のための英語」(English for Vocational Purposes, EVP) に分類される (Dudley-Evans & St. John, 1998)。本コース看護英語の主たる目標は後者である。

EVPは以下の諸点を特徴とする (Dudley-Evans & St. John, 1998, p. 5)。

①すでに基礎的な英語力を身に付けていることを前提とする。

・中等教育で指導されている英語はバランスのとれた英語力（English for General Purpose、EGP）である。EVPは看護英語を履修することで習得し損ねた英語力EGPを補うことが目的ではない。看護英語を履修した結果、中等教育で指導されている基本的な語彙、文法、読み、書き、話し、聞く力が実践力として開花したり、不得意だった英語という教科を別の観点から見直す機会となり得意になったり、ということはありうるし、むしろ期待できる効果である。しかし、いわゆる矯正指導（リメディアル・ティーチング）を主たる目的とはしない。

②高等教育の専門教育の一環として開講される。

・大学では新入生を対象にフレッシュマン・イングリッシュ、教養基礎としての英語教育が開講されるのが一般的である。そしてその目的は大学で必要とされる英語力の養成である。EVPはこれら基礎コースを修了していること、同時に開講されるとしても並行して履修するべき専門コースの一つである。

③受講者には特定のニーズがあり、カリキュラムはそのニーズに応えるべく設計される。

・専門科目の一つとして位置づけることは必ずしもニーズが明らかであることを意味しない。ビジネスで交渉するための英語力、航空管制官に必要とされる英語等々EVPは多様であるが、それぞれの教育機関の指導方針、受講者の希望、卒業までに達成すべき目標レベル、適切な指導方法等々様々な要因を考慮した上で、カリキュラムのためのニーズを分析しなければならない。本書「Ⅱ 実践篇」で紹介する看護英語コースでは、特に看護学科所属教員と数回にわたって討論を重ねた。その際の懸案事項は、開講時間帯、希望者の学年、学科の指導方針等々多岐にわたった。

④目標とする職域で行われている指導方法を活用するが、言語教育で行われている方法論も適宜取り入れる。

・専門性の高い英語運用能力とは、挨拶ができたり、雑談ができたり、という英語力ではない。文法的に複雑ではなくても、正しく正確に伝えることができなければならない。また様々な変種（variety）の英語が理解できなければならない。看護英語のような人命に関わる言語能力において、おおよそ、だいたいわかればいいという目標はありえないことである。外国語としての看護英語で必要とされるのは、相手の英語を理解し、わかりやすい英語を使って確認をする実践的運用力である。高校までの学校教育に加え大学入学後に受けてきた英語力とはベクトルの方向が違うのである。痛み、症状、病状等々を表現する片言の英語、あるいは英語の母語話者の発話を聞き取り、適切に応答できる英語力を目標としている。したがって、カリキュラムや教材の作成にあたって、後述するようにフォリナー・トークやティーチャー・トークの研究成果を援用することが要件となる。一方、学習者は場面に対処する能力が求められるので、教員は各場面を設定し、その中で例えば患者として学習者の発話を促すという立場に置くといった役割が求められる。

5.2　タスクを使った実践力養成―Task-based approach

看護師に必要とされる英語力は潜在的に知識として習得され、機会があれば運用力につながるという英語力ではない。知識がすなわち現場で生きる運用力でなければならない。もちろん、毎回教室に患者さんに来ていただくわけにはいかないし、多様な状況に臨機応変に対応することができるような実践力は現場において習得される。しかし、看護英語をはじめとしたEVPのコースにおいては「～について」の知識―メタ知識―の習得が目的ではない。

カリキュラムとシラバスの設計にあたって、授業の進度や学生の理解度に合わせて随時調整をしながら進めなければならない。場合に応じて、彼らの要望も随時取り入れながら臨機応変に対応することが求められる。すなわち、教員と学生の間で意思決定に関わるやり取りを予測したnegotiated/process syllabusが可能である（Breen, 1987；Graves, 2014; Allwright and Hanks, 2009）。このシラバスでは、最初の数回は事前に準備したシラバスや指導案に従って進めるが、学習者のニーズに応じるために、適宜変更をするのである。しかし、場当たり的に行うことは避けなければならない。当初計画した目標の達成は共通の理解をもって臨むこととした。

談話分析（discourse analysis）の研究では、文（sentence）に文法があるように、会話にも一定の文法があり、その文法を守ることで会話が成り立つことを示している。以下に例示する。

・話者交替（turn taking）

話し手が話す権利を獲得するのは、1）現在の話し手が次の話し手を選択する、2）現在の話し手以外の会話者が自主的に話し手になる、3）他の会話者が誰も発話しないので現在の話し手が話を続ける、のいずれかの場合に行われる。また、話者交替は偶発的に起こるわけではなく「移行関連場所」（the transition relevance place; TRP）によって示される。TRPは、例えば、話し手が声を低くしたり、話の速度を落とす、休止を置く、イントネーションを下げる等の合図に聞き手が気づくことによって、聞き手は話し手としての機会を得るのである。こうすることにより、会話が重なり合うことがなくスムーズに進むのである。TRPは話し手が意識していること（林 2008）はむしろまれであり、聞き手が直感的に判断していることが多く、看護場面も例外ではない。実際の場面では、看護師には、患者が無意識に行うTRPを判断して、患者の症状を特定する能力が求められる。

・会話の方略（conversation manoeuvres）

会話を成り立たせるためには定型表現（routines and patterns）が必要とされる（Crystal 2010, p. 122）。例えば、１）会話の開始 Openings →２）話し手による聞き手の理解の確認 Ongoing checks by the speaker →３）聞き手による理解の確認 Ongoing checks by the listener →４）新たな話題の提供 Introducing a new topic →５）会話の終結 Concluding a topic、という一連の流れにおいて、それぞれ、決まった表現がある。英語に例をとると、１）*Can you spare a minute?* →２）*Do I make myself clear?* →３）*You mean* … →４）*By the way* … →５）*Sorry, but I have to go now* …これらは文字通りの意味を理解することよりも、それぞれの言い回しがどのような働き―機能を果たしているかを知ることが必要である。看護師が相手にするのは多様な文化の患者であることが予想されることから、それぞれの文化における会話の流れや定型表現を理解することは困難であるにしても、看護師自らの言語知識とは異なるパターンがあることは必要な知識である。

・隣接応答ペア（adjacency pair）

日常会話では質問には返答する、挨拶には挨拶で返すというような対になった一定の言い方がある（Schegloff & Sacks, 1973）。これは特に後に触れる言語の交話機能（74頁の図１参照）において重要な要素となる。招待や申し出には受諾や拒否で答えたり、文句や不平には否定したり詫びたりという一定の言い回しがどの言語にも存在する。しかし、文化や状況によって異なる使い方がされる可能性があり、患者とのやり取りには留意すべき事柄の一つである。例えば、「申し訳ありません」という陳謝には「いいえ、気にしないでください」といった軽減語が期待されるかもしれないが、このペアがどの文化でも行われている、どの状況でも使われるとは限らないということは知っておくべきであろう。

以上述べたのはパターン化された対話文であるが、授業実践では実践力を身に付けるよう即興によるやり取りも導入した。タスク学習（task-based approach）は、学習者間でやり取りがあること、実生活の言語運用を模していること、選択、分類、判断等何らかの認知活動が関わること、言語を使った非言語的成果が上げられることを特徴とする（Skehan, 1996）。また、英語を使うことが必須であることは言うまでもないが、教室内で役立つ英語とタスク（pedagogical task）ではなく、実際の看護場面で役立つ英語とタスク（real-word task）である（Richards, 2001）。タスクは学習者が達成感を覚えるような内容でなければならない。看護英語プログラムでは、これらの条件を満たすことを意図した。

Harmer（2007）は授業を構成する要素として、Engage、Study、Activateの３つの要素を挙げている。Engage（E）は学習者に学習の意義づけを意識させる時間である。Study（S）は語彙や文法を意識的に学習するために使われる時間である。Activate（A）はＳで学習した語彙、文法を運用する機会である。順序は特に指定されておらず、例えば、意義づけ、語彙文法の練習、運用練習のようにＥ→Ｓ→Ａという流れでも良いし、Ｓ→Ａ→Ｅの順序をとって語彙文法の練習、運用練習、最後に活動を振り返るという順序も可能である。看護英語コースで採用した基本的な流れはＥ→Ａ→Ｓ―タスクの意義の確認、運用、語彙文法の確認である。

看護英語コースでは即戦力を養うためにロールプレイを採用した。本書「Ⅲ　教材篇」に紹介したように、４つの場面が設定されており、それぞれの場面には患者の背景が詳述されている。さらに、モデル対話文が例として挙げられている。それぞれの対話文は、患者との信頼関係を確立する（building a relationship）→対話を開始する（opening the discussion）→患者について情報を聞き取る（gathering information）→患者とその家族の観点を理解する（understanding the patient's and family's perspectives）

→情報を共有する（sharing information）という５つの要素が典型的な看護師と患者の会話の流れに沿って構成されている。看護学科教員が実際の場面において起こりうる状況を設定した。英語については英語教育担当が執筆した。授業ではこれらをモデルにしながら、即興性を訓練する要素も取り入れた（詳細は７章を参照のこと）。

ここでは、言語の形式ではなく言語の機能、表現を場面と状況に合わせて使い分ける能力の習得に焦点を当てた。

5.3　多様な言語機能の養成 —Multifarious functions of language in communication

言語を使うためには、文法的な正確さ（grammatical accuracy）だけではなく、場面や目的に合致した機能的な適切さ（functionary appropriateness）の条件を満たすことが必要である。看護師が患者に語りかける時だけではなく、患者の発話を「正確に」理解する際にも要件となる。もちろん両方の条件が満たされるのが望ましいのだが、状況によってどちらが大切かは変わってくる。例えば、初診の患者が“I had a sore throats last night.”と看護師に伝えた場合、a＋複数形で文法的には間違っているが、それよりもむしろ患者がどのような症状を伝えようとしているのかを問いを重ねるなどして特定することのほうが重要である。私たちの看護英語プログラムでは構造と機能の両方をバランスよく指導することを目的としたが、前節で述べたようにすでに基礎的な英語力を前提としていることから、看護場面での言語の働きにより重きを置くように配慮した。

上記のような目的を達成するために、ローマン・ヤーコブソン（Roman Jakobson）の言語コミュニケーション理論が示唆を与えてくれる。ヤーコブソンは、「言語はそのあらゆる機能をもって考察の対象としなければならない」“Language must be investigated in all of the variety of its functions”（1990, p. 72）とし、言語を使ったコミュニケーションにおいては次の６つの要素が関わっているとする。

・**送り手（Addresser）**：話したり書いたりすることを通してメッセージを伝えている主体
・**受け手（Addressee）**：メッセージを受けることが想定されている聞き手や読み手
・**コンテクスト（Context）**：言語によるコミュニケーションが行われている場面や状況
・**メッセージ（Message）**：交換されている内容
・**コード（Code）**：メッセージの伝達に使われている言語
・**接触（Phatic）**：送り手と受け手の関連性

ヤーコブソンはさらにこれらの各要素に対応した言語の役割―すなわち機能（functions）があるとする。

・**表出（Emotive）機能**：送り手（addresser）が自己の内部を外部に表す。感嘆詞、間投詞などが典型的に見られる。
・**働きかけ（Persuasive）機能**：受け手（addressee）に訴えかけ何らかの行動を促す。
・**描写（Referential）機能**：外界の事象等（context）を解釈して叙述、言及、記録したり、場面の様子を客観的に描写する。
・**詩的（Poetic）機能**：リズム、韻律、反復繰り返し等でメッセージ（message）のもつ美しさや効果を狙う。
・**メタ言語（Metalingual）機能**：「この単語の意味は？」「その言い方は正しくないのでは？」等々の発話のように、言語を客体として捉え、コメントしたり見直したりする。
・**交話（Phatic）機能**：挨拶、雑談のように、送り手と受け手が互いの波長を合わせる。

図1　言語コミュニケーションにおける要素と言語機能

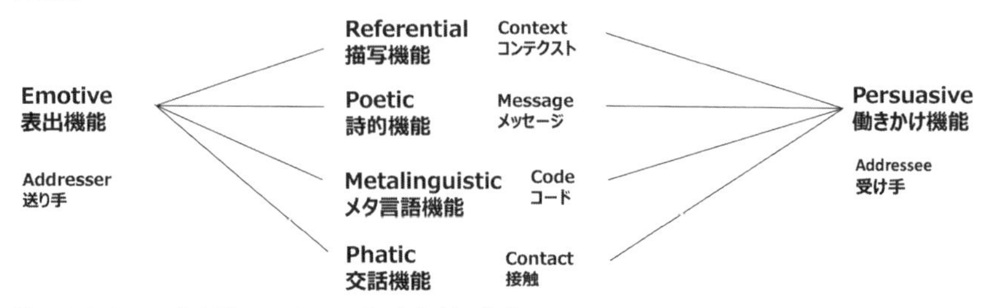

注：Jakobson（1990, p. 73, p. 77）を参考に作成

これらの6つの要素と言語の機能の関連性を図1に示した。

送り手（addresser）だけしかいないという極端なコミュニケーションの場面を想定してみよう。まわりには、聞き手も、コンテクストも、その他すべての要素も存在するのだが、話し手だけに焦点が置かれている、というのはどのような状況だろうか。例えば、我慢のできない痛みなど感情が極度に高まった状態などが挙げられるだろう。このような場合、「わー！」、「うっ！」等のような発話になるだろう。話し手だけが焦点の言語の表出（emotive）機能の例である。少なくとも受け手（addressee）を想定しない言語はそれが文法的には正しくても通常のコミュニケーションとは言い難い。話し手中心の発話は、聞き手も、コンテクストも、メッセージも、言語も、聞き手との関係も存在するはずなのに、自分中心の「コミュニケーション」になりうる。しかしながら、病状を訴えようとしている患者にとって、このようなコミュニケーションは珍しくはないであろう。このような場合は、患者の意図が看護師に十分に伝わらない可能性が高いので、聞き返しが必要となる。定義とともに他の例を示したのが表1である。

例えば、表出＝送り手に焦点が置かれた極端な場合を、送り手（話し手）が看護師の場合を想定してみる。看護師が周囲の状況や患者の存在を考慮せず感情的な発話をするといった例だが、このようなことは起こりえないし、また避けなければならないケースであろう。送り手＝患者、受け手＝看護師、描写＝コンテクスト、に特化したコミュニケーション

表1　ヤーコブソンの言語コミュニケーション理論から見た看護英語

言語コミュニケーションに関わる要素	各要素に対応する言語の機能	定義	患者＝送り手、看護師＝受け手を想定した例	看護師＝送り手、患者＝受け手を想定した例
送り手 Addresser	表出 Emotive	話し手・書き手が主体となり自己の内部を外部に表す。	痛みに耐えかねて、"it hurts ..."等の感情的な発話。聞き返し等の配慮が必要。	看護師が自己の内部を外部に表す。
受け手 Addressee	働きかけ Persuasive	聞き手・読み手に働きかけ何らかの行動を促す。	状況を述べた後、どうしてほしいかを合わせて伝える。	状況を述べた後、何らかの行動を促す。
コンテクスト Context	描写 Referential	外界の事象等を解釈した上で叙述、言及、記録したり、場面の様子を描写する。	症状、原因等を説明する。看護師の正確に聞き取る聴解力が問われる。	相手に病状、処置の方法等を説明する。
メッセージ Message	詩的 Poetic	リズム、反復繰り返し、語彙や文体等でメッセージのもつ美しさや効果を狙う。	客観的に述べることができるだけではなく、効果的に述べる。	客観的に述べるだけではなく、効果的に述べる。
コード Code	メタ言語 Metalingual	言語を客観的に捉えて、言語そのものについて認識しコメントする。	看護師の意味が理解できない場合聞き返したり、意味の確認をしたりする。	痛みの度合いを確認したり、意味の確認をしたりする。
接触 Contact	交話 Phatic	送り手と受け手が互いの波長を合わせ、互いの関係を打ち立てる。	看護師に挨拶をする。	患者に挨拶をする等して声をかける。

というのは、患者が病状、事故にあった状況等々を説明しているといった場合である。このような状況に対処するためには、看護師の聞き取り能力が問われることになる。

看護場面では、看護師が聞く立場であること、話す立場であること、両方の役割を担うことが要件となり、両方の観点から例を考察することで、対応策も予測を立てながら準備することが可能となる。この枠組みから看護師は次のような英語力が要請されることが予測できる。

・多様な状況で、必ずしも文法的には正確ではない発話を聞き取る聴解力

・患者の症状や状況を聞き出し、理解できない時には聞き返し、理解できたかどうかを確認するコミュニケーション方略

・相手の理解度に合わせた正確な言葉遣いで意図を伝える言語の調整能力

・患者の不安を取り除き、安心して会話に関われるよう肯定的な関係を打ち立てる交話能力

・症状に対処するために的確な指示を与え、説明をしながら、メッセージを正確かつ効果的に伝える言語能力

5.4　言葉遣いを調整して相手の話を促す —Communication accommodation

看護師がメッセージの送り手として、受け手としての患者に働きかける際に使うのは通常とは異なる言葉遣い（speech style）、調整された（accommodated）言語である。コミュニケーション・アコモデーション理論（communication accommodation theory）（Giles他, 1991）は、話し手と聞き手の言語心理の理解を深めるために様々な示唆を与えてくれる。

言語調整の背後には、私たちが相手やグループに受け入れられ好まれたいという連帯願望、類似性によって相手を引き付けたい（similarityattraction theory）という言語心理がある。語彙、発音、内容、ポーズ、話す速度、話の長さ、文法、非言語行動（微笑み、視線など）等に表れる。言葉遣いを相手に合わせて調整することにより聞き手の同意が得やすくなり、円滑なコミュニケーションが行われる可能性が高くなるという心理が働いているのである。言語運用においては、相手の言葉遣いに収斂（converge）する傾向に加えて、あえて離れようとする拡散（diverge）がある。看護師が話し手である場合は収斂が課題となるが、患者の心理は複雑であり、あえて拡散しようとすることもありうる。

これまで多くの研究が行われているが、例えば、この分野では古典的な研究であるFerrara（1994）は、カウンセリング場面における臨床心理士の言語運用を考察している。録音データを詳細に分析した結果、文法構造と語彙をクライエントの言葉に合わせようとしている傾向が観察された。さらに、理解の確認を頻繁に行ったり、クライエントが言い淀んだ時には適切な言葉を示したりするなど、収斂する様子も報告している。

母語話者（Native Speaker; NS）の非母語話者（Non-Native Speaker; NNS）に対する発話にも同様の傾向が見られる。NSがNNSに話すときの調整をされた言葉をフォリナー・トーク（foreigner talk）という。英語のフォリナー・トークの特徴としては、ゆっくりとした話し方、短く簡単な文、質問の頻出、誇張した発音、重要語句の強調、短縮形は代名詞の頻度が低い、語彙が高頻度に限られる、選択疑問の多様、確認や説明の要求、話題切り替えなどの修復手段の使用、わかりやすい話題の選択や新しい話題の提示などによる談話の再構成等々が報告されている（Ferguson, 1971）。また、母親が赤ん坊に話しかけるときの独特の特徴をもったマザリーズ（motherese）、外国語の指導で教員が学習者の理解を促すためにわかりやすい語彙を使ったり、速度を落としたり、繰り返したり、といった特徴のある言葉遣いをするティーチャー・トーク（teacher talk）も同様の心理が働いていると考えられる。

アコモデーション理論の枠組みで行われている一連の研究の成果は様々な形で応用されている。例えば、『山形県外国人児童生徒受け入れハンドブック』はその一つである。ハンドブックには、一つの文を短くして、文の構造も単純にわかりやすくする、「…という気もするけど…」などのように文末を曖昧にしない、方言は他国や他地方の人には耳慣れず難しいものなので相手の理解を十分に確認する、敬語は使わないようにする、丁寧な表現も「です、ます」程度にする、ゆっくりはっきり話す、かといって不自然にならないように気をつける、等々のガイドラインが示されている。

本来他者を思いやる言語心理に由来する言語の調整は望ましいのだが、聞き手の視点が欠けていることに課題がある。過剰調整（hyper-adjustment）という現象である。過剰調整というのは、相手の理解を助けたいと思うばかりに、言葉遣いが不必要に単純になってしまうのだ。わかりやすい言葉を使うことが大切なのは言うまでもない。しかし「わかりやすさ」というのは誰にとってのわかりやすさなのか。聞き手にとってのわかりやすさである。言語によるやり取りを考察する際に、言語、認知、情意の少なくとも３つの要素を考える必要がある。

わかりやすい言い換えをしたり、単純な文法を使ったりするのは言語レベルにおける調整である。理解できるかどうかは認知レベルである。つまり私たちは認知レベルで理解を助けるために、言語レベルで調整を行っているのである。見逃されがちなのが情意のレベルである。単純な構造、簡単な語彙を使うというのはとりもなおさず、相手を赤ん坊のようにみなす、ということにつながる可能性がある。看護師に求められるのは、相手の言語レベルを確認（monitor）しながら、自らの言葉遣いを調整するという高度な言語能力である。

本節のトピックは４章の医療における言葉の役割と、６章で詳述される「やさしい日本語」、plain languageと関連させることにより具体化できる。

5.5 読解と討論—Reading and Discussion[1]

私たちの看護英語では単に看護英語を技能としてみなすのではなく、看護師としての姿勢も含めた全人的な教育に資することを視野においた。本学科の理念には次の一節がある。

> 看護学科では、キリスト教の精神に根ざした人間理解を深め、目標である「温かでしなやかな感性」を育み、グローバルな視点に立った異文化理解を深め“他者のために、他者とともに”生きるための素養を身につけることを目指します。また、ケアする者とケアされる者の相互関係性に目を向けた良質なケアについて、考え抜く力、自ら問いを立て探究する力を駆使し、「主体的に取り組む学習推進力」を培うことを目指します。さらに、相手にとって最適な看護のあり方を思考する過程を通して、出会う一人ひとりの価値観と経験に敬意を払い、相手のよいものを引き出せる「ヒューマン・ケアリングとしての看護実践力」の修得を目指します。
>
> (http://www.sophia-humans.jp/department/05_nursing_01.html)

これらの目的に資するために、看護英語プログラムでは、認知技能と特定の領域に関する技能の養成を合わせて目標とした。言語習得だけに焦点を置いた機械的な作業等は排除し、学習者の興味関心、認知能力、集団形成力なども同時に鍛えることを目的とした。

これらの要素が偶発的に結びつくのではなく、カリキュラムに体系的に組み込まれていることが重要である。そのために、読解教材を準備し

---

1 本節で紹介する読解教材は本書執筆の時点で版権取得に間に合わなかったため、III 教材篇(pp.162-163)に書籍のタイトルと教室で使用した引用文に付したタイトルのみを記載した。

討論のための材料とした。看護学科の教員が推奨する文献、Patricia Benner著 *The nature and function of a practice*（1995年）、Simone M. Roach著 *Caring, the human mode of being: A blueprint for the health professions*（2002年）、Jean Watson著 *Human caring science: A Theory of nursing*（2011年）の３点から、特に討論にふさわしい箇所を６編抜き出し読解教材として準備した。こうすることにより、当該学科の他の科目とも関連しており本コースと相乗効果を得られるよう配慮した。以下にRoach（2002）からの一節を教材の一部として紹介する（看護学における理論的位置づけについては本書１.２を参照のこと）。

> **Caring – The Human Mode of Being by M. Simone Roach**
> **The Six Cs**
>
> The six Cs of Compassion, Competence, Confidence, Conscience, Commitment and Comportment evolved over time in response to the question, what is a nurse doing when she or he is caring? At this level, specific manifestations of caring, as represented by such behaviors as taking the time to be with, checking factual information, identifying and using relevant knowledge, performing technical procedures, showing respect, maintaining trusting relationships, keeping a commitment and comportment in dress and attributes of caring and, while not mutually exclusive, serve as a helpful basis for the identification of specific caring behaviors.

この英文を単に英文理解の教材とするのではなく、理解した上で批判的建設的な討論を促すために問い（discussion starters）を準備した。

・“This passage makes me wonder about ...”「この英文を読んで疑問に思ったことは …」//“I can relate personally/professionally to this passage because ..."/「この英文を読んで個人的に/看護師として共感することは…」//"Reading this passage makes me think about nursing because ..."/「この英文を読んで看護について考えさせられることは…」

さらに、看護学科教員は背景知識を提供し、解説を加え理解の一助とした。

シスター・シモーヌ・ローチは、看護学の中核概念であるケアリング論の確立に、多大な貢献をした理論家の一人である。ローチは、カトリックの修道女であり、そのケアリング論の根底には、一貫してカトリックの神学的思想が流れている。ローチのケアリング論の特徴は、ケアリングを「人間の存在様式」、すなわち人間であることの根幹に触れるものとみる考え方にある。そしてケアリングは、特定の行為に還元できるものではなく、相手の価値を感じとり肯定的に応答する能力と述べている。ここで取り上げたケアリングの6つのCは、ケアリングを実現するために必要な属性として示されたものである。

また、英文の意味の解釈に時間が集中することなく、筆者の意図を深く理解し、批判的な議論により多くの時間をとることができるようにするため、必要に応じて学生が参照できるよう文末に和訳を準備した。

6つのC—思いやり(Compassion)、能力(Competence)、信頼(Confidence)、良心(Conscience)、コミットメント(Commitment)、振る舞い(Comportment)—は、看護師がケアリングに関わるとはそもそも何を意味するのか、という問いかけに答えを見いだそうとする過程で徐々に形成された概念である。看護という行為は、患者とともに時を過ごしたり、事実を確認したり、知識を確認して活用したり、専門的な作業を行ったり、患者に尊敬の念を示したり、信頼関係を保ったり、身だしなみや言葉遣いにおける所作に関心を示したり、といった一連の行動を通して具現化するのであり、これらの要素を敷衍（ふえん）した結果が６つのCである。６つのCはそれぞれがケアリングの属性と見なされうるのだが、必ずしも互いに排除する関係にあるわけではない。看護における具体的な行動をはっきりと見極めるための基盤となるべき要素なのである。渡部試訳。（参考：シスター・M・シモーヌ・ローチ、鈴木智之ほか訳（2007）『アクト・オブ・ケアリング』、ゆみる出版、98頁）

このような背景的知識を前提として、学生と教員が討論をすることにより看護師としての理念を確認する機会とした。教員から知識を得ることが目的なのではない。看護英語担当の教員にも看護の知識はある程度必要であるが、むしろ学生が教員とともに検討することが重要なのである。具体的な指導方法については、本書７章を参照のこと。

5.6　学びを促すための評価―Assessment for learning

学期末に行うテストで評価するのは総括的評価（summative assessment）である。学校教育である限り評価を欠かすことはできない。しかしながら、最終目標が達成できたことを基準として最終成績とするのは本書で紹介する看護英語には適切だとは言えない。測定値は繰り返すことで安定した結果を得ることができ、信頼性を確保することができる。安定しているだけではなく一人ひとりの学習者を多角的に観察できることも重要である。このように繰り返し、様々な課題を通して、評価をするのが形成的評価（formative assessment）である。

観察を繰り返すだけではなく、評価自体が学習者の学習に直接寄与することが望ましい。その特徴として８点が挙げられる（渡部 2023）。

・学習評価は学習者と教員のコミュニケーションの手段である。

・授業の中でやり取りをしながら、教員も学生の様子を観察しながら記録を続け、最終的な評価を行う。学習評価の前に必要にして十分な情報が提供されていることがコミュニケーションを促しひいては学習効果をもたらすための条件である。

・学習者にとってテストを受けることは言語習得の機会でもある。
評価活動は、教員が主体である限りにおいて学習者は受ける立場である。しかし、常に受ける立場にあって言語運用への動機付けが行われることを期待するのは自己矛盾である（例えば、Greene, 2013）。能動的な係わりが不可欠であるが、これは授業のみならず評価活動も例外ではない。

・評価の内容・方法と指導の内容・方法が一貫していること。
例えば看護師は専門語彙が求められるが、ペーパー・テストで意味を確認することだけでは不十分である。実際の場面で多様な英語を聞いたり、聞き返したりという対応が求められる。授業中に行われるタスクへの係わり方等の行動観察が必要である。

・学習者の到達度の判定は多角的に観察し統合的に行うこと。
一つのテスト結果や提出物で判定することは偏った見方をすることになる。言語の習得はU字曲線を描いて進むことが知られている（Kellerman, 1985）。例えば、ateという不規則過去を習得する際、当初は正しく使えた語形がやがてeated, atedのように誤って使われるようになり、試行錯誤を繰り返しながら安定して使えるようになる。定期テストや小テストでは毎回の範囲が異なるため得点が必ずしも発達段階を表すわけではない。学習者一人ひとりの習得過程を把握するためには、継続的に、異なる経緯において確認をする等必要がある。

・結果の返却には習得に役立つフィードバックが与えられなければならない。

課題等に対しては有益なアドバイスが必要である。大学教育の必要上最終成績はA、B、C等のレター・グレード（letter grade）であらざるをえないが、その内容が何を示すかが問題なのであり、そしてその意味が学生の実践に結びつかなければならない。私たちの究極の目標は自律した学習者（autonomous learners）を育てることである。すなわち、本コースを終えた後も与えられた環境で自ら学び続ける看護師である。

・評価を通して学びを育てるためには学習者にも評価の知識が必要である。

自律した学習者としての看護師は自分の技能を客観的に見直したり、同僚の行動や技能から学んだりするといった姿勢も必要である。その準備として授業では、自己評価（self-assessment）や相互評価（peer assessment）を通して自らを評価する立場に置くことも必要である。

・学習評価の結果が指導の効果を検証する手立てとなること。

７章５節で詳述する通り、学生の達成度の評価にあたっては、授業日誌（reflection journal）の提出、読解と討論（Reading & Discussion）への積極的な参加、ロールプレイとプレゼンテーション（Role-play presentations）の成果、最終課題（Final reflection report）の提出等々多角的な情報を収集して行った。これは、必ずしも履修生の達成度を多角的に検証することだけが目的ではない。

5.7　カリキュラムの効果の検証―Program Evaluation

前節の最後に述べた形成的評価の第一の目的は、それぞれの学生の習得状況を継続して観察することにより、彼らの達成度をより客観的に判断することであった。こうして得られた情報から指導の効果を判定することは可能である。しかし、その情報には、学習者の授業に対する姿勢、提出した課題の質等々が反映されているので、そこから直接授業の効果を判定することはできない。学習評価から授業の質を判定するためには、授業の内容が明示されている資料があり、それと学習成果を比較検討ができることが条件となる。

本プログラムでは授業担当者が毎回の授業を記録することにより、教員の視点と学生の視点の両者を合わせ鏡にしてカリキュラムの効果を浮かび上がらせるようにした。加えて、学期開始当初と学期末の授業において事前、事後アンケートを実施した。事前アンケートは学生の授業に対する期待を知ること、そして学生自身に授業の目的を意識化すること、これら２点を目的とした。事後アンケートは、事前アンケートの結果と比較して学生の期待がどの程度満たされたか、満たされたかを検証することと、学生自身が自らの達成度を確認する機会を提供することを目的とした。アンケートは14項目の問いに「５　当てはまる」から「１　全く当てはまらない」までの５件法での応答を求めた。さらに最後に自由記述の回答欄を設けた。事前アンケートの項目は以下に示した通りである。事後アンケートは指示文の文言を変えたが、項目の内容は同じである。

事前アンケート

「看護英語」を通してどのようなことを身につけたいと希望していますか。14の項目それぞれについてどの程度当てはまるかを５段階の中から選んで空欄に記入してください。

1．_____英語で話すことへの心理的抵抗感をなくす。
2．_____初対面で患者さんに英語で話しかけることができる。
3．_____患者さんとの会話の中で適切に語彙を言い換えることができる。

4．_____適切な質問をしながら患者さんの状況を理解することができる。
5．_____文化が異なる患者さんに配慮しながら言葉がけができる。
6．_____相手の日本語のレベルを確認することができる。
7．_____相手の英語力に合わせて会話をすることができる。
8．_____相手の言語レベルに合った会話ができる。
9．_____患者さんの不安を軽減するような言葉がけができる。
10．_____知らない英単語の意味を文脈から推測することができる。
11．_____看護関係の専門語彙を増やす。
12．_____看護理論を英語で学ぶことにより視野を広げる。
13．_____看護に関する多様な観点に関する知識を得る。
14．_____看護理論について自分の意見を述べることができる。

以下の欄に本コースに関するご意見ご感想をお聞かせください。

これらの情報は看護学科教員と言語担当教員で検討し、次年度のカリキュラムの改善に役立てた。こうすることにより、各学期の成果を活用して次の年度のカリキュラム改善に結びつけた。本看護英語プログラムは２年間の実施をもって完結したが、当初より将来のより充実したプログラムにつなげるための実験的な試みと捉えていた。そのため、初年次と同様２年目もプログラムの効果を検討することは必須であった。こうすることにより、いわゆるPDCAサイクル―Plan（計画）→Do（実行）→Check（評価）→Act（改善）が今後とも継続されることを期したのである。本書では自由記述欄への応答を中心に、具体的な資料とともに７章と８章に実践例とあわせて解説した。

参考文献

Allwright, D., & Hanks, J. (2009). *The developing language learner: An introduction to exploratory practice.* Palgrave Macmillan.

Benner, P. (1995). *The nature and function of a practice.* Springer Publishing Company.

Breen, M. (1987). Learner contributions to task design. In candlin, C., & Murphy, D. (Eds.) *Language learning tasks.* (pp. 23-46). Prentice Hall International.

Crystal, D. (2010). *The Cambridge encyclopedia of language, third edition.* Cambridge University Press.

Dudley-Evans, T., & St. John, M. J. (1998). *Developments in English for specific purposes: A multi-disciplinary approach.* Cambridge University Press.

Finney, D. (2002). The ELT curriculum: A flexible model for a changing world. In Richards, J. C., & Renandya, W. A. (Eds.) *Methodology in language teaching: An anthology of current practice.* (pp. 69-79). Cambridge University Press.

Ferguson, C. A. (1971). Absence of copula and the notion of simplicity: A study of normal speech, baby talk, foreigner talk and pidgins. In Holmes, D. (Ed.) *Pidginization and creolization of languages.* (pp. 141-150). Cambridge University Press.

Ferrara, K. (1994). *Therapeutic ways with words.* Oxford University Press.

Giles, H., Coupland, N., & Coupland, J. (1991). Accommodation theory: Communication, context, and consequence. In H. Giles, J. Coupland, & N. Coupland (Eds.), *Contexts of Accommodation: Developments in Applied Sociolinguistics.* (pp. 1-68), Cambridge University Press.

Graves, K. (2014). Syllabus and curriculum design for second language teaching. In Celce-Murcia, M., Brinton, D. M., and Snow, M. A. (Eds.) *Teaching English as a second or foreign language.* (pp. 46-62). Heinle and Heinle.

Greene, K. (2013). The Theory of Active Involvement: Processes Underlying Interventions that Engage Adolescents in Message Planning and/or Production. *Health Commun,* 28（7）: 10.1080/10410236.2012.762824.

Harmer, J. (2007). *How to teach English.* Pearson.

林 宅男（編著）(2008).『談話分析のアプローチ―理論と実践』研究社.

Hutchinson, T., & Waters, A. (1987). *English for specific purposes: A learning-centred approach.* Cambridge University Press.

Jakobson, R. (1990; 1960). The speech event and the functions of language. In Waugh, L. R., & Monville-Burston, M. (Eds.) *On language: Roman Jakobson.* (pp. 69-79).

Harvard University Press.
Kellerman, E. (1985). If at first you do succeed... In S. M. Gass, & C. G. Madden (Eds.). *Input in second language acquisition*. (pp. 345-353). Newbury House.
Richards, J. C. (2001). *Curriculum development in language teaching*. Cambridge University Press.
Roach, M. S. (2002). *Caring, the human mode of being: A blueprint for the health professions, second revised edition*. CHA Press.
Schegloff, E. A., & Sacks, H. (1973) . Opening up closings. *Semiotica*, 8, 289-327.
Skehan, P. (1996). A framework for the implementation of task-based instruction. *Applied Linguistics*. 17 (1), pp. 38-61.
渡部良典 (2023).「英語運用能力を高めるテスティングと評価」*KELES Journal*, 第8号.
Watson, J. (2011). *Human caring science: A Theory of nursing*. Jones & Bartlett Learning.
『山形県外国人児童生徒受け入れハンドブック』(n.d.). http://www2.jan.ne.jp/~airy/yamagata-gaikokujinjidou-handbook/

6章　看護場面に必要とされる英語

看護場面で必要とされる英語とは、どのようなものだろうか。この点を考察するために、本章では次の項目について述べる。

1）ヘルスリテラシーと医療ケア
2）ヘルスリテラシー向上のためのコミュニケーション
3）プレインランゲージ（plain language）の具体例
4）「やさしい日本語」を生かしたトランスランゲージ（translanguage）
5）「看護英語」授業への示唆

6.1　ヘルスリテラシーと医療ケア

英語圏の医療現場や医療教育機関で活用されている各種資料には「ヘルスリテラシー（health literacy）」という用語が散見される。ヘルスリテラシーは、個人が「自分の健康的なライフスタイル、効果的なヘルスサービス、健康的な環境といった様々な健康の決定要因を変えられる力」を指す（中山 2022）。国によって多少定義の文言は異なるが、いずれも基になっているのは2000年に米国保健福祉省がHealthy People 2010という健康政策のための文書で用いた定義である。Simonds（1974）によるとヘルスリテラシーという言葉自体は1970年代から使われていたが、2000年のHealthy People 2010がきっかけとなり、カナダ、欧州、オーストラリア、ニュージーランドなどの各国でその概念が広まった（Sørensen et al., 2012）。ヘルスリテラシーの高さは国民が健康を維持し、医療ケアを充分に活用するための重要な予測因子とされており、米国保健福祉省が2020年に策定したHealthy People 2030においてはヘルスリテラシーの向上が健康政策の中心的な役割を担うとして、その重要性がさらに強調されている（U. S. Department of Health and Human Services, 2020）。

特に近年ヘルスリテラシーについて医療現場で重要視されているのが、患者が医療情報を活用できるように医療従事者が責任をもって患者に情報を提供し、コミュニケーションをとる必要がある、という点である。例えば、米国では先述のHealthy People 2030の中に「組織的なヘルスリテラシー（organizational health literacy）」という項目を新たに設け、医療組織が個人に対し「公正に（equitably）」医療情報を入手、理解、活用できるようにする責任があることを強調している。この背景には、言葉の通じない患者や文化的背景が異なる患者への医療情報の提供や、コミュニケーションの工夫がヘルスリテラシーの向上と効果的な医療ケアにつながるとされてきたことにある（Schyve, 2007; Sørensen et al., 2012）。オーストラリアでも同様に、個人が医療情報を入手し活用できる環境（health literacy environment）を整えるためのガイドラインが政府機関のオーストラリア健康福祉研究所により策定され、その中でも医療現場でコミュニケーションが円滑に行えることが項目として記載されている（Australian Institute of Health and Welfare, 2022）。欧州では、欧州連合の専門機関である欧州疾病予防管理センターが、医療現場における効果的なコミュニケーションの柱の一つとしてヘルスリテラシーを掲げ、患者のエンパワメントと医療ケアにおける不公正の解消という点においてヘルスリテラシーの向上は健康、安全で民主的な社会を構築する手段であるとしている（European Centre for Disease Prevention and Control, N.D.）。

日本では、厚生労働省が2015年に発表した「保健医療2035提言書」の中でヘルスリテラシーという用語が使われているものの、その定義は明記されておらず、患者が自ら「最適な医療の選択に参加、協働する」ために「学校教育、医療従事者、行政、NPOおよび保険者からの働きかけ」によりヘルスリテラシーを身につける必要があると記述されているのみである（厚生労働省 2015, p. 23）。つまり日本の医療ケアにおいて、医療情報を入手し活用する責任は基本的には患者にあり、医療従事者による情報提供の方法や、患者が情報を活用しやすくなる環境を積極的に整える責任については言及されていないと読み取れる。また、Nakayama et al.（2015）の調査では日本のヘルスリテラシーは欧州各国と比べて低い傾向にあり、個人が健康や医療に関する情報を入手し活用しづらい状況にあることが示唆された。

ゆえに、ヘルスリテラシーに重点を置く各国の医療現場における具体的なコミュニケーション方法やガイドラインは、日本の看護場面でも英語話者の患者が医療情報を入手し活用できる環境を整え、患者ケアに生かすという点において参考になるだろう。次に、ヘルスリテラシー向上のためのコミュニケーションで具体的にどのような心がけが必要とされているかをまとめる。

6.2　ヘルスリテラシー向上のためのコミュニケーション

米国で看護教育とヘルスリテラシー教育に携わるParnell（2014）によると、看護の場面で異なる言語や文化背景をもつ患者にわかりやすく情報提供をし、円滑にコミュニケーションを進めるためには異文化理解、効果的なコミュニケーション手法、言語使用の３点について心がける必要がある。それぞれの具体的な方策についてParnell（2014）は次のように述べている。

・異文化理解

医療人類学の第一人者であるアーサー・クラインマンは、病いが文化的な価値観によって形成されているとし、個人の病状の捉え方や経験の仕方という社会的・文化的な要因が医療ケアに影響を及ぼすとした（Kleinman, 1978）。つまり患者がどのように自らの症状を描写し、誰に医療的なケアを求めるか、そして得られたケアについてどのように感じるかは、患者の文化的背景に依るところが大きいということである。

よって、文化的背景が異なる患者と接する際は特に、異文化に対する認識と知識をもつことが必要不可欠となる。異なる文化を認識し理解するためには、まず自らの価値観や信念、慣習や考え方について知る必要がある。自分の「当たり前」について省察し、認識することで、患者のもつ異なる価値観や慣習に理解を示し、適切なケアを実践することが可能となる。一方、異文化理解教育で陥りがちなのが、「アジア人」や「先住民」（または「イスラム教徒」や「英語話者」）のように特定の文化的背景を共有する人たちを一つの集団や分類として片付けてしまうことである。当然ながらこのような集団の中にも個人差があり、似たような文化背景をもつ人たちの中にも多様性があることを忘れてはならない。

・効果的なコミュニケーション

円滑な情報提供とコミュニケーションのために、はじめに患者が「知りたいこと（want to know）」を伝え、その後に患者が「知っておくべきこと（need to know）」と「知っておくと良いこと（nice to know）」に絞って伝える必要がある。その際、一度に与える情報量を１点または２点に留め、患者にその情報を自分の言葉で繰り返してもらうティーチバック（teach back）の手法を用いると良い。効果的なコミュニケーションとは、聞く・話すというやり取りに留まらず、患者の文化背景や宗教に基づいた信念、教育や識字レベル、言語能力、会話の文脈などを考慮しながら相手の立場に立って情報を伝えるということである。

・言語使用

患者との関係構築の第一歩は、看護師が患者と話す際にどの言語を使って治療や医療ケアについて話すべきかを理解し、患者のコミュニケーション上のニーズを具体的に知ることである。また、カルテなどに患者の優先的使用言語（preferred language）やコミュニケーション上のニーズを記録し、確認できるようにすべきである。「優先的」使用言語（preferred language）とあえて加えるのは、患者が複数の言語が使えたとしても、医療に関する話題について話す時には一つの特定の言語使用を希望するかもしれないからだ。

また、医療通訳を介す場合には以下の４点に注意すると良いだろう。

1）可能であれば事前に通訳者と簡単な打ち合わせを行い、看護師の名前と役割、これから行う会話の目的を共有しておく。

2）会話の内容について少しでも不明な点があれば、必ず看護師に内容の確認をしてから通訳するよう、通訳者にお願いしておく。

3）説明に十分な時間を確保する。他の言語に訳す時間が必要なため、通訳を介さない場合と比べて２倍、またはそれ以上の時間がかかることもある。

4）話す際には通訳者ではなく患者を見て話す。たいていの会話には非言語の合図が多く含まれること、またジェスチャーは文化によって意味合いが異なる場合もあることを意識する。

これらの点は、特に異なる言語や文化背景をもつ患者の安全を守り、医療ケアにおける様々なリスクを軽減するために看護師が注意を払うべきことである。米国では非英語話者やコミュニケーションに困難を抱える患者のケアについて、特に有害事象が発生しやすいという報告もあり、Parnell（2014）は看護師がヘルスリテラシー向上のためのコミュニケーション方法を心がけ、実践する重要性を強調している。さらに、効果的なコミュニケーションを実践するために、看護師がプレインランゲージ（plain language）を活用することを提唱している。次にプレインランゲージとは具体的にどのような表現を指すのか、看護ケアの場面での具体的な表現例を交えてまとめる。

6.3　プレインランゲージ（plain language）の具体例

プレインランゲージは、法律、行政、消費者文書の表現を誰しもが理解できるように平易化しようという潮流から生まれた。角（2020）によると、1970年代にアメリカとイギリスでそれぞれ「やさしい英語（plain English）運動」が展開されたのが始まりだが、近年ではカナダ、オーストラリア、ニュージーランド、スウェーデン、フランス、ドイツなど世界各地に広がり、専門用語の使用を避けた「やさしい」表現についてプレインランゲージと称するようになった。2008年には、プレインランゲージ運動の主要な国際NPOであるイギリスのクラリティ（Clarity）、カナダのプレイン（PLAIN）、米国のプレインランゲージセンター（Center for Plain Language）が共同でワーキンググループを立ち上げ、世界各国の専門家と共にプレインランゲージの国際規格の案を作成している。2023年には、これが国際標準化機構（ISO）のもとで承認される予定である（International Plain Language Federation, 2022）。

このようにプレインランゲージの使用は様々な分野の専門家や各国の政府機関によって推し進められてきたが、特にヘルスリテラシーの向上を健康政策の中心に置いている英語圏では、医療従事者が患者と円滑にコミュニケーションをとるために有用であることから「ヘルスリテラシー」と共に「プレインランゲージ」が医療現場や医療教育機関に浸透してきたのがうかがえる。例えば、2007年に米国疾病予防管理センターの下部組織であったNational Center for Health Marketingにより、医療用語のプレインランゲージ置き換え表現集（plain language thesaurus）が作成された（U. S. National Center for Health Marketing, 2007）。そして、これをもとにヘルスリテラシー向上のためのコミュニケーションガイドラインが医療従事者向けに作成されている（Center for Health Care Strategies, 2013）。

また、Kaphingst et al.（2012）は医療現場で使われている患者向け資料のわかりやすさを測るために「ヘルスリテラシー指標（Health Literacy INDEX）」を作成したが、その10項目のうちの一つの指標がプレインランゲージの使用である。プレインランゲージについては次のような具体的方策が挙げられている。

・受動態を避け、能動態の構文（active voice）を使う
・二人称（you）を使う
・専門用語の使用を避ける、または使う場合は定義を明記する
・資料中の大半の文を15語以下とする
・８年生（日本の中学２年生に相当）レベルの読みやすさを心がける
・計算ができなくても数値が理解できるように工夫する

Kaphingst et al.（2012）の提言は主に書き言葉に関するものだが、先述のParnell（2014）は看護師が患者との会話において効果的にコミュニケーションをとる際に、主に次のようなプレインランゲージの使用を提唱している。

・専門用語や誤解を招く表現を避け、わかりやすい語句を使う（具体的な例は表１を参照）
・否定文を避け、肯定文を使う（"Do not…" ではなく "Do…"）
・数値をわかりやすい表現で示す（大きさや重量をピンポン玉など患者に馴染みのあるものに喩えて表現する）
・言葉だけでなく視覚的にも理解できるように工夫する（絵、図表、道具などを活用する）

これらの具体例から、プレインランゲージの使用は平易な表現を使うということだけでなく、コミュニケーションをとる上での多岐にわたる工夫を指すことがわかる。Parnell（2014）も、プレインランゲージを使って効果的に患者とコミュニケーションをとる方法に絶対的なものはなく、むしろ患者と看護師のやり取りの中で変化し続けるものであると強調している。

表1　プレインランゲージの置き換え例

専門的な用語	置き換え例
cardiologist（循環器科医） oncologist（がん専門医） pulmonologist（呼吸器科医） antihypertensive（降圧剤）	heart doctor（心臓の医者） cancer doctor（がんの医者） lung doctor（肺の医者） medicine for high blood pressure（高血圧のための薬）
一般的な用例と異なるために誤解を招く表現	**置き換え例**
dressing（包帯・ドレッシング） stool（便・スツール椅子）	bandage（包帯） feces（便）、bowel movement（排便）

6.4　「やさしい日本語」を生かしたトランスランゲージ (translanguage)

ここまで英語圏における看護英語に焦点を当て、患者との効果的なコミュニケーション方法やプレインランゲージの具体例について述べたが、これらは日本の文脈でどのように生かすことができるだろうか。ここからは日本の看護場面で必要とされる英語について考えたい。

日本の文脈での看護英語について論じる上で、その対象となる患者が誰なのかという点をまず考える必要がある。庵（2016）は、公衆の掲示や標識など日本における外国人への情報提供の大半が英語で表記されているが、特に定住外国人に情報提供をする手段としては英語は不適格であると述べている。その理由として、定住外国人の大半が情報を理解できる母語以外の言語は日本語であり、必ずしも英語ではないからである。同様に、岩田（2010）の調査によると、広島市における言語サービスは英語が主だっているものの、日常生活に困らない言語が「英語」だと答えた外国人は約44％に留まり、むしろ「日本語」であると回答した外国人は約63%だった。つまり、日本に居住する外国人とコミュニケーションをとる際に、必ずしも英語が共通語として好まれるわけではないことがわかる。このことは、日本の看護場面で英語を使おうとする上で重要な点である。患者が外国人だからといって必ずしも英語を使うべきではないことに注意し、患者が「外国人」だからではなく「英語話者」だから英語を使う、という姿勢が必要である。

また、このような調査結果から、日本の看護場面で患者ケアをする際に英語のみを限定的に使うことにこだわる必要もないと言えるかもしれない。日本でもプレインランゲージ(「やさしい日本語」)を使用する動きは英語圏と同様にあり、特に1995年の阪神・淡路大震災で外国人の死傷者数が日本人の死傷者数の約2倍だったことを受け、災害情報などを外国人居住者に迅速に伝えるために「やさしい日本語」の必要性が意識され始めた(文化庁 2020)。文化庁と出入国在留管理庁が2020年8月に発行した「在留支援のためのやさしい日本語ガイドライン」では、「やさしい日本語」は「難しい言葉を言い換えるなど、相手に配慮したわかりやすい日本語」と定義されており、プレインランゲージと同様に、相手に合わせてコミュニケーションをとるための様々な手法であると解釈できる。つまり、英語話者の患者に対して看護ケアをする際に、これまで述べてきた効果的なコミュニケーション方法やプレインランゲージの用例を英語と日本語の双方に応用し、「やさしい日本語」を活用しながら英語を使うことで患者に合わせた、適切なコミュニケーションが可能になると言えるだろう。

このような言語の枠にとらわれない言語使用は、バイリンガル研究においてトランスランゲージ(translanguage)と称される。加納(2016)によると、トランスランゲージは多言語話者が言語を個々の枠に閉じ込めるのではなく、状況に応じて柔軟に言語を使用するという概念であり、その根底にあるのは、言葉によるコミュニケーションは個人の「言語レパートリー」の重なりによって成り立つという考えである。言語レパートリーとは、方言や若者ことばなど、個人が経験する様々な社会的文脈において他者と意思疎通をするのに用いる、多種多様な言語種を指す（Blommaert & Backus, 2013）。そして、言葉によるコミュニケーションを相手と自分が共有する「言語レパートリー」の重なりによって成り立っているものだと考えれば、モノリンガルも文脈や相手によって言葉遣いを変えているという意味で、日常的に行っていることだと言える（加納 2016）。個人の言語レパートリーの重なりによってコミュニケーションが成り立つというトランスランゲージの考え方は、相手の言語、文化的背景、社会的文脈に配慮するという点において、プレインランゲージによる言葉の使い方と共通しているだろう。

つまり日本の看護場面で英語を使う際に、意識すべき点はコミュニケーションの相手となる患者の状況に配慮した言語の使い方をすることだと言える。外国人、英語話者など患者の属性のみに注目するのではなく、患者への情報提供を円滑に行いケアリングを実践するためには、英語という一つの言語にとらわれるのではなく、より丁寧に相手に合わせた言語使用を心がける必要がある。

6.5 「看護英語」授業への示唆

最後に、看護場面で必要とされる英語についてのここまでの考察が、看護英語の授業を設計する上でどのような示唆を与え得るのかを考えたい。Guest（2018）によると、看護英語の教材や教科書は国内外で多数出版されており、その目的や対象は多様だが、多くは実際の看護場面での言語使用を反映していない傾向にある。Guest & Nambu（2011）の調査では、日本国内の看護英語の教科書 6 冊について談話分析を行い、その結果を実際の看護現場における談話と比較したところ、実際の会話で生じるようなミスコミュニケーションや、情報の確認、言い直しや聞き間違いなどが、教科書にはほとんど見られないことがわかった。Guest (2018) の追跡調査によると、この傾向は改善されつつあるようではある。

しかし本章で述べてきたように、看護場面で必要とされる英語自体を一つの言語という枠組みにとらわれずに、より多様な言語的、社会的、文化的な背景をもつ患者に対応するための一つの手段として捉え直す必要があるのかもしれない。本書の「Ⅱ 実践篇」で紹介する看護英語の授業では、このような「看護英語」観に基づき、看護師としてどのようなケアリングを実践したいのかをディスカッションし、また看護師としての自らの信念を具体的な文脈でどのように実践に移すのか、英語話者である患者を想定したロールプレイを通して考える活動を行った。具体的な指導計画や受講生の声については、次の「実践篇」に続く。

参考文献

庵 功雄 (2016).『やさしい日本語―多文化共生社会へ』岩波書店 (岩波新書).

岩田 一成 (2010).「言語サービスにおける英語志向「生活のための日本語全国調査」結果と広島の事例から」『社会言語科学』13 (1), 81-94. https://doi.org/10.19024/jajls.13.1_81

加納なおみ (2016).「トランス・ランゲージングを考える―多言語使用の実態に根ざした教授法の確立のために」『母語・継承語・バイリンガル教育 (MHB) 研究』12, 1-22.

厚生労働省 (2015). 保健医療2035提言書. https://www.mhlw.go.jp/file/04-Houdouhappyou-12601000-Seisakutoukatsukan-Sanjikanshitsu_Shakaihoshoutantou/0000088647.pdf

角知行 (2020).『移民大国アメリカの言語サービス』明石書店.

中山和弘 (2022).『これからのヘルスリテラシー 健康を決める力』講談社.

文化庁 (2020). 在留支援のためのやさしい日本語ガイドライン.
https://www.bunka.go.jp/seisaku/kokugo_nihongo/kyoiku/92484001.html

Australian Institute of Health and Welfare. (July 7, 2022). *Health literacy*. https://www.aihw.gov.au/reports/australias-health/health-literacy

Blommaert, J., & Backus, A. (2013). Superdiverse repertoires and the individual. In I. Saint-Jacques & J. Weber (Eds.), *Multimodality and Multilingualism: Current Challenges for Educational Studies* (pp.11-32). Sense Publishers.

Center for Health Care Strategies. (2013). *Improving oral communication to promote health literacy Fact sheet #5*. https://www.chcs.org/media/CHCS_Health_Literacy_Fact_Sheets_2013.pdf

European Centre for Disease Prevention and Control. (N. D.). *Health literacy and education*. https://www.ecdc.europa.eu/en/health-communication/facts/health-literacy

Guest, M. (2018). Authentic nursing English spoken discourse and its representation in textbooks. *Nursing English Nexus, 2* (*1*), 29-36. https://www.janetorg.com/_files/ugd/e91be0_c9f9847ed0d943ba80aa152ddbead3e9.pdf

Guest, M., & Nambu, M. (2011). Framing nursing discourse for English for specific purposes materials' development. *Journal of Medical English Education, 10* (*3*), 78-83. http://jasmee.umin.jp/pdf/jmee/10-3_2011.pdf

International Plain Language Federation. (2022). *The ISO plain language standard*. https://www.iplfederation.org/iso-standard/

Kaphingst, K. A., Kreuter, M. W., Casey, C., Leme, L., Thompson, T., Cheng, M. R., Jacobsen, H., Sterling, R., Oguntimein, J., Filler, C., Culbert, A., Rooney, M., & Lapka, C. (2012). Health Literacy INDEX: Development, reliability, and validity of a new tool for evaluating the health literacy demands of health information materials. *Journal of Health Communication, 17* (*3*), 203-221. https://doi.org/10.1080/10810730.2012.712612

Kleinman, A. (1978). Culture, illness, and care: Clinical lessons from anthropologic and cross-cultural research. *Annals of Internal Medicine, 88*, 251-258. https://doi.org/10.7326/0003-4819-88-2-251

Nakayama, K., Osaka, W., Togari, T. et al. (2015). Comprehensive health literacy in Japan is lower than in Europe: A validated Japanese-language assessment of health literacy. *BMC Public Health, 15* (*505*). https://doi.org/10.1186/s12889-015-1835-x

Parnell, T. A. (2014). *Health Literacy in Nursing : Providing Person-Centered Care*. Springer Publishing Company.

Schyve, P. (2007). Language differences as a barrier to quality and safety in health care: The Joint Commission perspective. *Journal of General Internal Medicine, 22,* 360-361. https://doi.org/10.1007/s11606-007-0365-3

Simonds, S. K. (1974). Health education as social policy. *Health Education Monographs, 2* (*1*), 1-10. https://doi.org/10.1177/10901981740020S102

Sørensen, K., Van den Broucke, S., Fullam, J., Doyle, G., Pelikan, J., Slonska, Z., Brand, H., & Consortium Health Literacy Project European (2012). Health literacy and public health: A systematic review and integration of definitions and models. *BMC Public Health, 12* (*80*). https://doi.org/10.1186/1471-2458-12-80

U. S. Department of Health and Human Services. (2020). *Health literacy in Healthy People 2030.* https://health.gov/healthypeople/priority-areas/health-literacy-healthy-people-2030

U. S. National Center for Health Marketing. (2007). *Plain language thesaurus for health communications, draft version 3.* https://stacks.cdc.gov/view/cdc/11500

Ⅱ 実践篇

7章　指導実践例

7.1　授業の目標

本学の総合人間学部看護学科開講科目である「看護英語―理論と実践―」は、看護学科４年生を主な対象として2021年度と2022年度の秋学期に開講された。授業の目標は言語実践、看護理論、ケア実践の３つを柱とし、次のように設定した。

1）言語実践―基礎的な英語を用いて、看護師として求められる臨床現場での対応ができる
2）看護理論―看護ケアについての自分の考えを英語で表現できる
3）ケア実践―患者のもつ異なる文化背景についての理解を示すことができる

これらの目標は、授業開講前に実施した本学看護学科生を対象としたアンケート結果に基づき、教育イノベーションのプロジェクトメンバーが共同で設定したものである。

7.2　授業計画と教材

全14回の授業を通して、到達目標の三本柱である「言語実践、看護理論、ケア実践」を受講生がバランス良く体験的に学べることを主眼とし授業計画を立てた。Reading and Discussion（本書５章（5.5）、Ⅲ 教材篇参照）とRole-play Task（Ⅲ 教材篇に掲載）を主教材とし、２回分の授業が一つのまとまりとなるような構成を基本とした。初回と最終回を除き、次のような授業内容を計画した。

・偶数回：看護理論についてのディスカッションとロールプレイの作成
・奇数回：ロールプレイの発表と語彙表現の確認

表1　授業14回分の指導計画

第1週	Introduction
第2週	Reading and Discussion #1: ローチ／アクト・オブ・ケアリング Role-play Task #1作成: 検査を受けるために入院する患者さんへの対応
第3週	Role-play Task #1発表: 検査を受けるために入院する患者さんへの対応
第4週	Reading and Discussion #2: ワトソン／ヒューマンケアリングの科学―1 Role-play Task #2作成: 痛みがあって入院する患者さん への対応
第5週	Role-play Task #2発表: 痛みがあって入院する患者さん への対応
第6週	Reading and Discussion #3: ワトソン／ヒューマンケアリングの科学―2 Role-play Task #3作成: 事故で緊急で入院する患者さん への対応
第7週	Role-play Task #3発表: 事故で緊急で入院する患者さん への対応
第8週	Reading and Discussion #4: ワトソン／ヒューマンケアリングの科学―3 Role-play Task #4作成: 入院する高齢の患者さん への対応
第9週	Role-play Task #4発表: 入院する高齢の患者さん への対応
第10週	Create role-play #1: 状況を自由に設定しロールプレイを作成
第11週	ロールプレイの発表と分析
第12週	Create role-play #2: 即興ロールプレイ
第13週	ロールプレイの分析とフィードバック
第14週	Wrap-up and review

表1は授業14回分の具体的な指導計画である。Reading and Discussion #1から#4およびRole-play Task #1から#4を第9週まで扱い、第10週では受講生がオリジナルのロールプレイを作成し、互いの発表したロールプレイについての気づきや疑問を共有した。第12週では、まとめとして即興のロールプレイを発表し、教師および学生同士が各ロールプレイについてフィードバックを共有した。

7.3　副教材と参考資料

教材は、Reading and DiscussionとRole-play Taskに加え、語彙や音声などの言語インプットを十分に確保することを目的として*Lifesaver: Basic English in Medical Situations*（Cengage Learning出版）を自習用の副教材として用いた。毎授業の予習として各単元のListeningとVocabularyの各1ページを指定し、授業ではこれらの答え合わせにとどまることなく、語彙表現の発音と用例の確認や、より一般的な表現への言い換えおよびケアリングに適した使い方を考える活動を行った。また、ケアリングに適した表現の幅を広げるために、日向・斉藤（2021）の場面や目的ごとの表現一覧も参考資料として活用した。

また、第12週で実施した即興ロールプレイの題材はMy English Images（2020）を参考にした。即興のロールプレイを行うためには具体的な患者の状況を想定する必要があるため、My English Images（2020）の患者カードを参考に**表2**に示すような質問一覧を作成し、語彙表現の復習と即興ロールプレイを考えるための資料として活用した。学生は患者役を担当する際、**表2**の質問に基づいて自由に状況を設定し、患者役と看護師役とをペアで交代しながら即興でロールプレイを行った。

表2　即興ロールプレイのための質問

患者の基本情報	・What is your name? ・What is your age? ・What language (s) do you speak? ・What language do you prefer? ・Where do you live? ・Who is your family or emergency contact?
症状	・Do you feel/Are you… －nauseous? －dizzy? －feverish? －chilly? －itchy? ・Do you have a… －runny nose? －stuffy nose? －cough? －sore throat? ・Is there any… －constipation? －diarrhea? －cramps? －soreness?
痛み・怪我	・What kind of pain do you have? ・Is there any… －bleeding? －swelling? －bruising? －stiffness? ・What happened when you got hurt?
その他の情報	・When did the symptoms start? ・Are you taking any medication? ・Do you have any allergies? ・What are you worried about?

7.4　指導案例

Reading and Discussion および Role-play Task の活用例として、ここでは授業２回分（第２週と第３週）の指導案と指導の留意点を示す。本章の「7.2　授業計画と教材」で述べた通り、偶数回（ここでは第２週）では Reading and Discussion、奇数回（ここでは第３週）では Role-play Task を主に扱った。

7.4.1　第２週の指導案

毎授業の冒頭では、英語で気軽に話す雰囲気作りのためにペア同士やクラス全体で身近な話題について話す時間を設けた。特に、第２週は初めて Reading and Discussion#1（本書5．5に掲載の英文を参照）の文章を用いて看護理論について英語でディスカッションをするため、学生一人ひとりが気負わずに自分の知っている英語表現や語彙を駆使して意見を述べられるような足場作りを心がけた。具体的には、英語で表現しきれない内容は日本語で平易な表現に置き換えてから英語にすること、また抽象的な概念よりも具体例や体験談を交えることなどを促した。語彙表現の確認やロールプレイ作成の際にも、同様の指導を行った。

授業の目標：

1）ローチの「アクト・オブ・ケアリング」について英語で意見を述べることができる

2）検査を受けるために入院する患者対応のロールプレイが英語で作成できる

表３は、第２週の授業指導案例である。

表3　第２週の指導案例

概要	内容	指導上の留意点
Check-in（5分）	ペア同士で与えられたトピックについて英語で会話する。 Today's topic: "Please share one word that describes your week and why."（トピック：この１週間を表す英単語とその理由）	英語で話すための雰囲気作りをし、学生が互いに質問をし対話するよう促す。 ペアで話した後、何名か全体に共有させる。
Vocabulary & Listening Check（15分）	予習として各自確認してきたVocabulary CheckとListening（Inoue & Sato, 2020）の答えをモニタに掲示し、発音を全体で確認する。 平易な言葉（プレインランゲージplain language）に置き換えられる語句については、他にどのような表現があるか考えさせる。	学生に馴染みのない語句や、日本語と意味上の相違がある語句、平易な表現に置き換えられる語句は、特に注意して確認する。
Reading & Discussion（20分）	ペア同士で予習としてメモしたReading #1についての考えを共有する。 ・I can relate personally/professionally to this passage because …（この文を読んで個人的に/看護師として共感することは…） ・Reading this passage makes me think about nursing because …（この文を読んで看護について考えさせられることは…） ・This passage makes me wonder about …（この文を読んで疑問に思ったことは…） 各ペアで共有し合った内容をクラス全体に発表する。	各ペアが発表する内容を、モニタに投影しながら教師がメモを取る。 学生が、これまでの看護実習体験や他の授業での学びと関連づけて文章の内容が考えられるよう発問を工夫する。(Did you have similar experiences in your nursing practice?/ Have you ever thought about this in other classes?/What do you think about …'s idea?/ Do you agree?等)

	「考えさせられること」や「疑問に思ったこと」があれば、全体で議論する。 Reading #1（6つのC）を実践するにはどのようなことを心がけて英語でロールプレイをするのが良いか、考えさせる。	
Mini Role-play（15分）	予習として各自確認してきたListening（Inoue & Sato, 2020）のスクリプトを使い、ペアで看護師役と患者役になり短いロールプレイをする。 スクリプトを読み上げるだけではなく、自分の使いたい表現や平易な表現に置き換え、前後の場面も加えさせる。 ペアで確認後、学生が看護師役、教員が患者役になり、何名か即興でロールプレイをする。	ロールプレイをする前に、スクリプトの表現を読み、置き換えたい表現を考える時間を設ける。 次のRole-play Taskで使えそうな表現をメモさせる。
Role-play Task #1 Planning（15分）	Role-play Task #1の患者の状況を読み、ペア同士で患者や家族への適切な言葉掛けや言語使用を考える。 ペア同士で考えた内容を発表し、クラス全体としてRole-play Task #1 のロールプレイを作成する際に注意すべきことをまとめる。	患者の優先的使用言語（preferred language）が何か、やさしい日本語をどのように使用するのが適切か考えさせる。
Role-play Task #1 Creating（20分）	Role-play Task #1の状況をもとに、ペア同士で次の6段階の流れでロールプレイを考え、スクリプトを作成する。 1) Build a relationship - 関係を構築する 2) Open the discussion - 会話を始める	各ペアを回り、表現や語彙などを確認する。 Vocabulary CheckやMini Role-playに出てきた表現や語彙が使える場合は指摘する。

	3) Gather information - 情報を収集する 4) Understand the patient's and family's perspective - 患者と家族の考えを理解する 5) Share information - 情報を提供する 6) Reach agreement - 合意に達する スクリプトが完成したペアは次回授業での発表に向けて練習をする。	スクリプトが完成したペアには、立ち位置やしぐさなども考えさせる。
Reflection Journal（10分）	授業の振り返りをReflection Journalに記入する。使用言語は英語、日本語のいずれも可とする。 Q1: What do you remember most from today's class? Why? Q2: What questions do you still have? Please explain.	授業内で記入が終わらない場合は、次回までの課題とする。 次回の予習内容を確認する。

7.4.2 第3週の指導案

第3週の授業では、前回の授業で作成したロールプレイの練習時間を設けた後にクラス全体に向けて各ペアがロールプレイを発表した。作成したロールプレイのスクリプトを読み上げることなく、イントネーションや声色に注意を向けて発表できるように授業内で練習をした。また、練習をする際にはスクリプトを覚えることに気を取られすぎないように、言語使用だけでなく患者をケアするために必要なアイコンタクトや立ち位置、しぐさなどの非言語要素についても考える指導を行った。ロールプレイの発表後は、学生が互いの発表について、1）患者のケアに効果的だと感じた点、2）自分が使ってみたいと思う表現、3）疑問に思ったこと・聞き取れなかったことを共有した。最後に、本書にも掲載しているRole-play Task Sample Script（「教材篇」参照）を確認し、適切な言語表現を確認した。

授業の目標：

1）検査を受けるために入院する患者対応のロールプレイが英語で発表できる

2）上記の場面に適した英語表現を理解し、状況に応じて使えるようになる

表4は、第3週の授業指導案例である。

表4　第3週の指導案例

概要	内容	指導上の留意点
Check-in（5分）	ペア同士で与えられたトピックについて英語で会話する。 Today's topic: "Please share one color that describes your feeling now and why." （トピック：今の自分を表す色とその理由）	英語で話すための雰囲気作りをし、学生が互いに質問をし対話するよう促す。 ペアで話した後、何名か全体に共有させる。
Vocabulary & Listening Check（15分）	予習として各自確認してきたVocabulary CheckとListening（Inoue & Sato, 2020）の答えをモニタに掲示し、発音を全体で確認する。 平易な言葉（プレインランゲージ plain language）に置き換えられる語句については、他にどのような表現があるか考えさせる。 例：hypertension → high blood pressure	学生に馴染みのない語句や、日本語と意味に相違のある語句、平易な表現に置き換えられる語句は、特に注意して確認する。

Role-play Task #1 Practice (10分)	前回の授業で作成したロールプレイをペアで練習する。 作成したスクリプトを読み上げずにイントネーションや声色に注意をする。	各ペアを回り、アイコンタクトや立ち位置、しぐさなど非言語要素を確認する。
Role-play Task #1 Sharing & Feedback (40分)	ペアごとにロールプレイを発表する。 各発表について、次の点を全体で共有する。 ・患者のケアに効果的だと感じた点 ・自分が使ってみたいと思った表現 ・疑問に思ったこと・聞き取れなかったこと	教師は、言語使用だけでなく非言語要素や患者ケアについてもフィードバックする。
Role-play Task #1 Check Sample Script (20分)	Role-play Task #1 Sample Scriptを読み、次の各段階で覚えておきたい表現に下線を引く。 1) Build a relationship - 関係を構築する 2) Open the discussion - 会話を始める 3) Gather information - 情報を収集する 4) Understand the patient's and family's perspective - 患者と家族の考えを理解する 5) Share information - 情報を提供する 6) Reach agreement - 合意に達する 下線を引いた表現を全体に共有する。他に似たような表現があるかを考える。	覚えておきたい表現や似たような表現を、モニタに投影しながら教師がまとめる。
Reflection Journal (10分)	授業の振り返りをReflection Journalに記入する。使用言語は英語、日本語のいずれも可とする。 Q1: What do you remember most from today's class? Why? Q2: What questions do you still have? Please explain.	授業内で記入が終わらない場合は、次回までの課題とする。 次回の予習内容を確認する。

7.5　評価方法

授業目標の柱である「言語実践、看護理論、ケア実践」についてのそれぞれの学習過程を適切に評価するために、本授業では形成的評価（formative assessment）に重きを置いた（本書5.6を合わせて参照のこと）。具体的には、毎授業の気づきを記述するReflection journal、Reading & DiscussionとRole-play Taskに向けての準備と発表を評価題材とした。また、総括的評価（summative assessment）として第10週の自由設定ロールプレイと第12週の即興ロールプレイの発表を動画撮影し、学生は自分のロールプレイ動画を分析し、自己評価をFinal reflection reportとして記述した。各評価項目の内訳は次の通りである。

1）Reflection journal（15%）
2）Reading & Discussion（25%）
3）Role-play presentations（25%）
4）Final reflection report（35%）

続く8章では、実際のディスカッションとロールプレイの内容や受講生の振り返りについて紹介する。

参考文献

日向清人・斉藤祥子（2021）『ビギナーのための基本看護英和用語集』慶應義塾大学出版会.

Inoue, M. & Sato, T. (2020). *Lifesaver: Basic English in Medical Situations, New Edition Student Book.* Cengage Learning.

My English Images. (2020). *Basic patient report.* https://myenglishimages.com/wp-content/uploads/2020/02/Basic_Patient_Report.pdf

8章　実践の結果と受講生の声

8.1　受講生について

本実践が行われた授業の受講生は全員が本学総合人間学部看護学科の４年生であった。初回の授業で実施したアンケートでは、実際に就職予定の病院で英語を使うことが求められていたり、看護実習先で患者と英語を使う場面に遭遇したりしたことが、受講のきっかけであることが窺われた。同アンケートでは、受講生のニーズを把握するために「『看護英語』の授業でどのようなことを身につけたいと希望しているか」という質問を設けた。回答形式は、設定した各14項目について５段階（当てはまる、だいたい当てはまる、ある程度までは当てはまる、ほとんど当てはまらない、全く当てはまらない）の中から選択するものであった。2021、2022の各年度について、「当てはまる」「だいたい当てはまる」の回答が最も多かった項目は、次の通りである。

2021年度

・初対面で患者さんに英語で話しかけることができる
・文化が異なる患者さんに配慮しながら言葉がけができる
・患者さんの不安を軽減するような言葉がけができる

2022年度

・文化が異なる患者さんに配慮しながら言葉がけができる
・患者さんの不安を軽減するような言葉がけができる
・適切な質問をしながら患者さんの状況を理解することができる
・看護関係の専門語彙を増やす
・看護に関する多様な観点に関する知識を得る

アンケート結果からも、受講生のニーズは英語の運用能力の向上というよりは、看護師として患者ケアを実践するための知識や能力の習得に重きがあったと言える。一方、いずれの年度でも同質問の「英語で話すことへの心理的抵抗感をなくす」という項目についてすべての受講生が「当てはまる」「だいたい当てはまる」「ある程度までは当てはまる」のいずれかの回答を選択していた。このことからも、受講生の多くは英語の運用能力に自信があるから本授業を受講していた訳ではなく、患者のケアリング場面において抵抗なく英語が使えるようになりたいという思いを抱えていたとも言える。

8.2 実践の結果

授業毎に「理論（ディスカッション）—実践（ロールプレイ）—振り返り」という一連の流れを繰り返すうちに、受講生はそれぞれに様々な気づきを得て学びを重ねていたことが毎回のReflection journalから読み取れた。なかでも受講生が記述したReflection journalの内容には、次の3つのテーマが共通して見られた。それぞれのテーマについて、具体的な授業内容と学生の振り返りとともに紹介する。

1）異文化理解
2）言語使用
3）ロールプレイを通しての気づき

8.2.1 異文化理解

授業で行ったディスカッションとロールプレイのいずれの活動においても、患者と接する上で想定しうる様々な文化の違いが話題に上った。なかには、ジェスチャーやパーソナルスペースなどコミュニケーション上の違いもあれば、食習慣や医療制度、健康に対する意識の違いなど看護場面だからこそ遭遇しうるものもあった。これらの異文化の知識については、ディスカッションの中で学生から疑問として出てきたものもあれば、Role-play Task Sample Scriptの中で教師が指摘したもの、教師がスクリプトを作成するにあたって調べたもの、学生や教師の体験によるものもあった。以下は、授業内で話題に上ったものの一例である。

・患者の呼び名（日本語では通常「○○さん」を使うが、英語ではMr.、Ms.、ニックネームやファーストネームなど確認が必要な場合もある）
・パーソナルスペース（身体的な距離の取り方や、身体に触れる際に注意すべきことが文化的背景により異なる場合もある）
・非言語要素（顔の表情やジェスチャーがもつ意味合いが異なる場合もある）
・時間の示し方（24時間表記やa.m./p.m. よりも ~ o'clock in the morning/afternoon/evening や noon, midnight の方が伝わりやすい場合もある）
・食習慣や宗教上の食事制限（菜食主義や宗教上の戒律で食事内容に制限があることも考えられる）
・医療制度（健康診断を受ける習慣がなかったり、受けることに抵抗があったりする場合もある）
・公衆衛生（うがいやマスクをする習慣がなかったり、抵抗があったりする場合もある）
・身体的な「標準」（BMIによる「肥満」の判定基準値が日本と異なる国もある）

ロールプレイでこのような具体的な事例について学びつつ、看護の理論についてディスカッションすることは、受講生に看護師としての姿勢や患者ケアについて深く考える機会を与えているようだった。例えば、第４週ディスカッションではJean Watson（本書5.5参照）の"'seeing' with loving, caring consciousness"（「愛や気遣いという意識をもって"見ること"」）という表現について話題になったが、その直前のロールプレイで考えた文化の違いを意識して「見る」こと、すなわち患者から異なる文化的な習慣や価値観について学ぶ姿勢を持つことは、患者の内的世界を尊重することにつながるという意見が出た。このディスカッションについて、ある学生はReflection journalでも次の通りに振り返っていた。なお、Reflection journalは英語でも日本語でも記述して良いことになっていたが、学生は英語で記述する場合が多かった。本章で示す記述は全て原文のままである。括弧内の日本語は、現筆者が英語記述の主要部分を訳出したものである。

・学生B、第4週 Reflection journal

When we communicate with people with different backgrounds, what one person think “normal” will not always be “normal” for others. Therefore, when nurses communicate with foreign patients, we have to consider and respect their cultural and religious differences in order to deliver a good care to them.

（背景の異なる人とコミュニケーションをとる際、一方の人が「普通」と思うことは必ずしも他の人にとって「普通」ではない。だから、看護師が外国人の患者さんに良いケアをするためには、コミュニケーションをとる際に患者さんの文化的、宗教的な違いに敬意を払わなければならない。）

8.2.2　言語使用

ロールプレイを繰り返すうちに、受講生たちはどの言語をどのように使うか、という意識や感覚を涵養しているように見えた。第1週の授業では導入として簡単なミニロールプレイを行い、看護場面で英語を使うということについて考える時間を設けた。スライド（図1）に4つの日本語の台詞を示し、どのような表現方法があるかを考えた上で、学生たちに患者役である教師に対して言葉がけをさせた。当然ながら、様々な表現方法や台詞があり、一つひとつに対して教師はフィードバックを与えた。そして図1にも示した通り、それぞれの日本語の台詞について正解は一つではないこと、患者の状況に合わせて簡単な日本語や非言語要素を活用することについても触れた。

図1　授業で使用したスライド

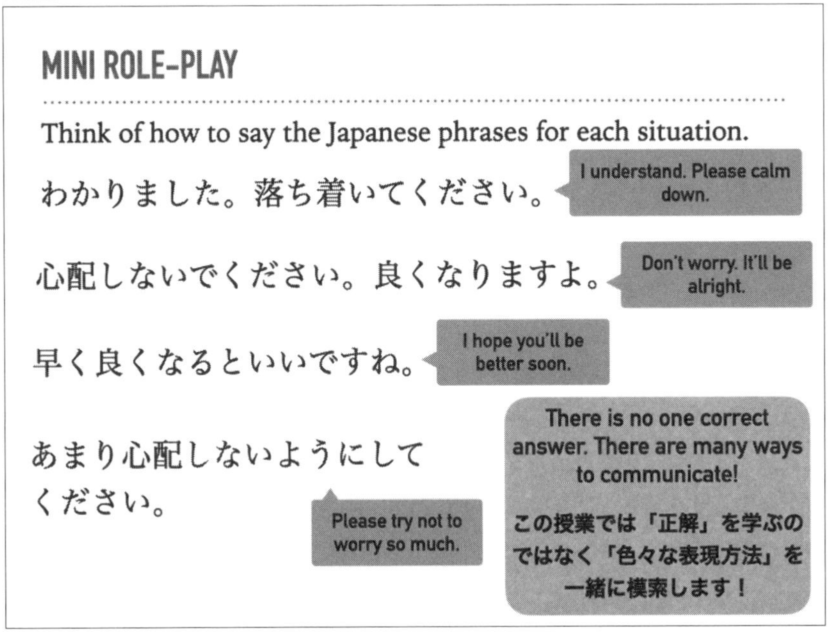

MINI ROLE-PLAY

Think of how to say the Japanese phrases for each situation.

わかりました。落ち着いてください。
I understand. Please calm down.

心配しないでください。良くなりますよ。
Don't worry. It'll be alright.

早く良くなるといいですね。
I hope you'll be better soon.

あまり心配しないようにしてください。
Please try not to worry so much.

There is no one correct answer. There are many ways to communicate!
この授業では「正解」を学ぶのではなく「色々な表現方法」を一緒に模索します！

このような言語使用については、第2週以降のロールプレイでも繰り返し実践練習を重ねた。学生のReflection journalでは、特に学期の前半（第1週から第5週まで）にかけて看護師の言語使用に関する記述が多く見られた。次に示すように、看護師の言語使用が患者ケアに与える影響や、患者の優先的使用言語を確認する必要性についての記述が目立った。

・学生A、第1週 Reflection journal

I remember in last class that patients can feel at ease just a little bit to be able to speak our preferred language and feel accepted own painful feelings by nurse because I thought I can't deal with foreigners unless I can speak English very well. That's why I want to try to communicate with patients in English or easy Japanese as I can though it's not perfect.

（英語がうまく話せないと外国人の患者さんの対応はできないと思っていたが、患者さんが使いたい言語を使って話せるようにするだけで、患者さんは少しでも心を落ち着けて、看護師に痛みを受け止めてもらえたと思えることを学んだ。完璧でなくても患者さんと英語や簡単な日本語を使ってコミュニケーションをとりたい。）

・学生B、第１週 Reflection journal

From today's class, I remember that for foreign patients, it is important for both the patients and nurses to check the language they will use to communicate at the beginning of their conversation. For example, if the patient speaks fluent Japanese confidently, there is no need for nurses to use English to them. If the patient can't speak Japanese or doesn't feel comfortable using Japanese, the first choice will mostly be English. However, there are patients who are not confident in using English too. Therefore, nurses must check the language that the patients are comfortable using during hospitalization in order for the patient to feel comfortable and relaxed as much as they can.

（会話をする際に、まず看護師が患者さんと使う言語を確認することが大切だと学んだ。外国人でも日本語が得意な人もいるし、日本語も英語もどちらも不得意な人もいる。だから、患者さんが安心できるように、患者さんが使いやすい言語について看護師が確認をしなければならない。）

・学生D、第５週 Reflection journal

If patients cannot feel relaxed, it's hard to express what they feel in detail. So it's essential to let them know that they can tell something in the languages that they are easy to speak. I think it was a necessary awareness to become a good nurse who can value consideration, not a business inquiry.

(患者さんが心を落ち着けることができなければ、感じていることを詳しく話すことも難しくなる。だから、自分の話しやすい言葉で伝えてほしいと知らせることが大事だ。患者さんとビジネスライクに話すのではなく、思いやりを示すことに価値を置く看護師にとって、この気づきはとても大切だと感じた。)

またロールプレイの回数を重ねるうちに、自らの言語使用や語彙が限られているがために、思うように患者ケアができないことへのフラストレーションや難しさ、対処方法についての記述も見られた(以下の記述は原文のままである)。

・学生E、第3週 Reflection journal

英語が話せないとできるケアのrangeも狭くなってしまうと感じた。Explain of examinationは簡単でも良いので英語で話すことができると良い看護ができると感じた。患者さんとのコミュニケーションは得意なのだが、英語にすると話せなくなり、もどかしい。

・学生F、第11週 Reflection journal

前にも出てきた痛みの表現が難しいと感じました。日本語でもそうですが、やはり表現の数が多くて大変だと思いました。しかし知っていないと患者さんがどんな痛みで訴えているのかアセスメントができない可能性もあると思いますし、痛みの種類は覚えていきたいと思います。他の言語だったり、英語でも表現を忘れてしまったらイラストを用いたカードなども病院にあると便利そうだと考えました。

8.2.3 ロールプレイ体験

受講生のReflection journalの中でも、毎回目立ったのがロールプレイを体験したことについての記述であった。特に、ロールプレイで実際に様々な表現や語彙を使ってみることで自分ができていることと、まだできないことが明確になっていく様子が見られた。

・学生E、第５週 Reflection journal

[In today's role-play,] I was in trouble with a reply from the patient. So I try to say “Now…” “You must be nervous about…” and so on. […] Roleplay is fun. It's because I can say the phrase what I study before. It will be a good practice. I want to answer the question by English but I couldn't. I hope that I will improve by the end of this class.

（今日のロールプレイでは、患者さんからの言葉に上手く答えられなかった。なので「今は…」「心配ですよね」というような表現を使おうとした。[…] ロールプレイは、学んだ表現を使うことができるので楽しいし、良い練習にもなる。今日は（英語で患者さんからの）言葉に上手く答えられなかったので、この授業が終わる頃には答えられるようになりたい。）

実際にこの学生は、状況を自由に設定するロールプレイを行った後の第13週には、次のように記述しており、以前よりも多くの表現を駆使しして患者に共感を示せるようになったと自己評価している。

・学生E、第13週 Reflection journal

I roleplayed based on the situation I prepared today. I can use many sentences that I learn before. I feel I use the word which is 共感する many time with patient. For example, “That must hurt.” ”That's true.” “I hope you'll feel better soon.”

（今日は自分で設定した状況でロールプレイをした。これまでに学んだ多くの表現を使うことができ「痛いですよね」「その通りですね」「お大事になさってください」など、患者さんに共感を示す言葉がけが多くできた。）

また次の学生のように、ロールプレイを通して言語面だけでなく看護師として必要な知識の不足に気づいた場合もあった。

・学生B、第５週 Reflection journal

When I read the sample script, I realised that I need to study more about diseases and examinations. For example, I didn't know that, after the cardiac catheter exam, the patient needs to rest for one to two hours, so they cannot go to the bathroom. Also, we had to ask about when the patient ate or drank for the last time before the exam. These Information are really important for the nurse to know in order to do a safe and precise exam, both for the patient and the medical staff.

(ロールプレイのサンプルスクリプトを読み、もっと病気や検査についての知識をつけなければならないと感じた。例えば、心臓カテーテル検査の後には患者さんが１、２時間休まなければならないことを知らなかった。また、検査前に最後にいつ飲食をしたのかも確認しなければならないと気づいた。このような情報は、看護師が安全かつ正確に検査を行うために必要だ。)

ロールプレイの回数を重ねる中で最も記述が多かったのが、英語で患者ケアをすることへの慣れと即興でも対応することができるようになったことであった。また、看護師役として英語でロールプレイをすることに慣れてくると、次の学生のように、患者役になった際に新たな気づきを得る場合もあった。

・学生A、第11週 Reflection journal

In today's lesson, we did a role-play without any discussions or script building. At the beginning, although I was doing the patient role first, I was nervous whether I can answer to the nurse's question because I haven't done a patient role in English without any script. From this experience, I noticed that some foreign patients might feel the same as felt. However, as we did the role-play, I thought we were able to do a good role-play without any discussions or scripts. I was happy when I realised that our English are getting better and the flow of our conversation is getting smoother. This was the same when I did the nurse role. Also, it was fun doing a role-play without any scripts, and it became a good practice to do nursing in English situation.

（今日の授業では即興でロールプレイを行った。最初に私は患者役をやったが、スクリプトなしに看護師の質問にしっかりと答えられるか不安だった。このことから、外国人の患者さんも同じような気持ちを抱えているのかもしれないと気づいた。しかし、ロールプレイをやりながら思ったのは、即興でも良いロールプレイができたということだった。英語の力がついて会話の流れも自然になっていると感じ、嬉しかった。）

逆に次の学生のように、即興のロールプレイを体験することで難しさと達成感の両方を味わった学生もいた。語彙表現の定着具合は個人によって差はあるものの、どの学生も授業で扱ってきた様々な表現を内在化し、実践に生かそうとする姿勢は共通しているように見えた。

・学生G、第11週 Reflection journal

Today's lesson is hard because I couldn't hear English that is アドリブ, but it's real. So I should remember new vocabulary.

ロールプレイをしている時に、やはりメモがないとなんて言えばいいのかと焦ってしまいましたが、そういえば授業でこんなシチュエーションをしたなと引っ張り出せるものもあったので、練習をしておくこと、経験を積んでおくことは大切だと感じました。

第14週の授業では、これまでにロールプレイで使ってきた表現をクラス全体として一覧にまとめ、独自の表現集を作成した。毎回のロールプレイで学生に意識させた6つの段階（関係を構築する、会話を始める、情報を収集する、患者と家族の考えを理解する、情報を提供する）ごとに表現をまとめることで、学生たちは一貫したケアリングの流れと、その中で個々人の患者に寄り添った対応について振り返り考えることができていた様子だった。以下は、表現の一覧である。

【ロールプレイの各場面で用いた表現のまとめ】

1）Build a relationship ― 関係を構築する

・How may I call you? / What would you like to be called?

・Please call me ~./ I am nurse ~.

・What language do you prefer?

・How did you get to the hospital today?

・Please let me know if anything is unclear.

・Would you like to sit down/ lie down? / Are you comfortable here?

2) Open the discussion ― 会話を始める

・How are you feeling today? / What seems to be the problem?

・Is this your first time in a hospital in Japan?

・How did you get to the hospital today?

・Could you fill out this medical form?

・Is there anything else?

3) Gather information ― 情報を収集する

・Please let me check a few things with you./ May I ask you a few questions?

・When was the last time you [ate/ drank/ went to the bathroom]?

・Have you had any medical issues before? / Have you had any problems like this before?

・Are you on medication now?

・What kind of pain do you have? / How would you rate your pain on a scale of 1-10?

・Where do you feel pain?

・Do you remember what happened?/ Can you tell me what happened?

・Can you tell me more about that?

・How is your bowel movement? / Do you have any problem with urinating?

・How is your appetite?

・May I examine your ~?（体に触れる前の一言）

4) Understand the patient's and family's perspective ― 患者と家族の考えを理解する

・Have you contacted your family?

・Who is your emergency contact?

・You must have been~. / You sound [nervous/ worried]. / That sounds [terrible/ shocking].

・Do you have any concerns about the [exam/ surgery/ hospitalization]?

・Let me go over the information to check that I understood correctly. … Is there anything else to add or correct?

5) Share information ― 情報を提供する

・I'd like to talk to you about ~.

・You can speak to the doctor when ~/ after~.

・You cannot [go to the bathroom/ eat/ take liquid] until/ after~.

・You need to rest for [about ~minutes/ hours/ days].
・I will come and check on you every ~ minutes/ hours.
・Please push the call button if you need anything.
・Please make yourself comfortable.
・(Can I~という質問に対して条件付きの答えを言う時) Yes, but~

このように表現を一覧にすることで、初回の授業から一貫して強調していた「患者の状況に合わせて伝わりやすい表現を使う」ということが具体的な形として学生にも伝わっていたことが、次のような記述からも見えた。

・学生B、第14週 Reflection journal

When we listed up the phrases, I realized that we have learned a lot of useful phrases that we can use in order to build relationship, begin the communication, gather information from patients, and sympathize the patients' feeling. Also, as [the teacher] told us at the beginning of this course, most of these phrases are not complicated English. Therefore, by memorizing these phrases, I think we will be able to support foreign patients that arrives to the hospital. I would like to print the phrase list and sneak it into my pocket when I started to work.

(表現をまとめてみると、関係を構築する、会話を始める、情報を収集する、患者と家族の考えを理解する、情報を提供する、それぞれについて多くの表現を学んできたことに気づいた。先生が最初の授業で言っていたように、これらの表現は難しい英語ではない。だからこそ、これらの表現を覚えておけば外国人の患者さんが来院した時にはサポートができると思う。看護師として働き始めたら、この表現一覧を印刷してポケットに忍ばせておきたい。)

8.3 学生の声

最後のまとめとして、本授業での学びについての受講生の振り返りから、それぞれがどのような学びを得たと感じているのかを紹介する。

・学生G、Final reflection report

I don't hesitate to speak English more than before. Also I learned many useful phrases such as "You must be worried. We will support you. " I learned that compassion is the most important to care. I want to cherish this experience.

（前よりも英語を話すことに抵抗がない。そして「心配ですよね」「がんばりましょう」のような使える表現を多く学んだ。ケアリングには思いやりがもっとも重要だと学んだ。この経験を大切にしたい。）

・学生F、Final reflection report

In September, it was difficult for me to even have a simple conversation in English. I don't think I could even talk to patients who speak English. However, through the classes, I learned words for basic symptoms, for parts of the body, and phrases that I can use when communicate with patients. And now, though it is a little, I come to be able to care patients who speak English. I'm happy that I could come to do better more than I had imagined. I would like to be able to do more.

（９月には簡単な英会話も難しく感じていたし、英語話者の患者さんと話すなんてできないと思っていた。しかし、授業を通して、基本的な症状や身体の部位、患者さんとのコミュニケーションで使える表現を学んだ。今は、少しだけかもしれないが、英語話者の患者さんのケアができるようになったと思う。自分が思っていた以上にできるようになったので嬉しい。もっとできるようになりたい。）

・学生A、Final reflection report

Even if I can't speak English perfectly, I would like to care patients from heart and never forget to consider patients, and respond to the extent that I can, and if it is difficult, I will connect to the other responsible person. I think patients want their symptoms and feelings to be understood by medical persons, and I think they have anxiety and fear. I tend to try hard to speak English, but I want to provide care through communication, such as body language, facial expressions.

（英語が完璧に話せなくても患者さんに寄り添って心を込めてケアをし、自分のできる限りで対応したい。自分１人では無理な場合は、他にサポートできる人につなげたい。患者さんは医療者に自分の症状や気持ちを理解してもらいたいのだと思うし、心配や不安もあるだろう。英語を話すことにとらわれがちだが、身体的コミュニケーションや表情なども含むコミュニケーションを使いながら患者さんのケアをしたい。）

Ⅲ 教材篇

Role-play Task 1

Background of the patient
患者の状況

患者【ミゲル・ロザーノさん】の状況

場面 Context

・心臓カテーテル検査で入院（１泊２日入院当日検査、翌日退院）する患者さんへの対応

患者の背景 Background of the patient

・50代、男性。妻と２人暮らし。10年前にフィリピンより来日し、英語教室で子どもたちに英語を教えている。

・日常会話、自分や家族に関係することには日本語で答えられる。

症状および性格、生活習慣等
Symptoms and the patient's life-style habits

・半年前から、通勤時の階段昇降で息切れ、動悸、胸痛を覚えるようになった。数分で消失するため、特に気にしてはいなかったが、２か月前より症状が頻回に出現するようになり、妻や知人に勧められ受診した。虚血性心疾患が疑われ、今後の治療方針を決定するため、心臓カテーテル検査を行うことになった。

・温厚で、優しく、いつも妻や子どもたちを楽しませようと努力している。寂しがりやで、入院中、妻と離れることが不安である。

・甘いものが大好きで、運動する習慣はない。

1. Building a Relationship
2. Opening the Discussion
3. Gathering Information
4. Understanding the Patient's and Family's Perspectives
5. Sharing Information

Notes

Role-play Task 1　Sample Script

1. Building a relationship

Nurse	: Hello, Mr. Rosano. I'm Nurse Watanabe, your nurse for today.
Patient	: Hi. I'm Miguel.
Nurse	: How did you get to the hospital today?
Patient	: I took the bus. Usually I drive but my wife will get off work tomorrow and she can come pick me up.

看護師：こんにちは。ロザーノさん。今日担当いたします渡辺です。よろしくお願いいたします。

患　者：ミゲルです。

看護師：今日はどのように病院までいらっしゃいましたか。

患　者：バスです。いつもは車なんだけどね、明日は妻が仕事休んで迎えに来てくれるから。

2. Opening the discussion

Patient : So I think I was told that I shouldn't move (during the exam) but I don't know if I can stay still. I mean, I can still see and I don't know if I can keep still like that.

Nurse : You sound nervous about your first medical exam. Is there anything else you're worried about?

Patient : I was told to drink lots of water after the exam but is it OK to go to the bathroom right after?

Nurse : After the exam, you need to rest for one to two hours. You can go to the restroom after you rest and your condition is well. Mr. Rosano, can we continue this conversation in your room? We can talk more about the exam and your concerns there.

患　者：（検査中）動いちゃいけないって言われたような気がするけど大丈夫かな、目は開いているんですね、じっとしていられるかな。

看護師：初めての検査でご心配ですよね、他にご心配なことはありますか？

患　者：検査の後は水をたくさん飲むようにと言われたけど、検査後にトイレに行ってよいですか？

看護師：検査後１～２時間ぐらいは安静にする必要があります。その後、状態によってトイレにも行くことができますよ。ロザーノさん、お部屋でゆっくりと検査や検査後のトイレのこととかお話しさせてください。

3. Gathering information

Nurse : Mr. Rosano, please let me check a few things with you before your medical exam. When was the last time you drank something?

Patient : This morning, maybe around seven? That's when I got up.

Nurse : So you haven't drunk any liquids after seven o'clock. When was the last time you ate?

看護師：ロザーノさん、検査前ですので、まずいくつか確認させていただきますね。今日最後に水分を取ったのは何時頃ですか。

患　者：朝、起きた時だから７時過ぎかな。

看護師：７時以降は飲んでいませんね。最後のお食事はいつでしたか。

4. Understanding the patient's and family's perspective

Patient's wife : I was so shocked because it's his heart. He'll be alright if he gets a medical check, right? I mean, he will get better for sure.

Nurse : You must have been so shocked. Today, we are just checking his heart. We are checking the flow of the blood vessels that carry nutrients to the heart. Based on the exam results, we can discuss what to do such as treatment, diet, medication, exercising and other things for daily care.

患者の妻：心臓っていうから、最初は驚いちゃったけど検査すれば大丈夫なんですよね。治るんですよね。

看護師　：びっくりしましたよね。ただ、今回は心臓の検査です。心臓に栄養を送っている血管がどれぐらい詰まっているかを確かめる検査です。その結果を踏まえて、今後の治療について、お食事やお薬、運動のこと、生活する上で注意することをお話しさせていただくことになると思います。

5. Sharing information

Nurse : The exam was done with no problem. Do you feel any uneasiness or pain in your chest now?
Patient : No, I'm OK. I was so nervous because I wasn't supposed to move. Now that that's done, I'm really hungry! Can I have some food now?
Nurse : Yes, being relieved does make you hungry. But you still need to lay down and rest for about another hour. After one hour, we will check how you are and if there is no problem then, you can eat.

看護師：無事に検査が終わりましたね、お疲れさまでした。今、胸がモヤモヤするとか痛みはありますか。
患　者：ないです。動いちゃいけないっていうから緊張したよ。終わったら、お腹が空いちゃった。もう何か食べていいですか。
看護師：ホッとするとお腹が空きますよね。まだ検査が終わったばかりですので、あと1時間ぐらいは横になってお休みください。1時間後、状態を見させていただいて、問題がなければ食べることができますよ。

Role-play Task 2

Background of the patient

患者の状況

患者【オリビア・スミスさん】の状況

場面 Context

・痛み（頭痛）があって入院する患者さんへの対応

患者の背景 Background of the patient

・60歳代、女性。夫と30代の娘と３人暮らし。
・夫の仕事の関係で15年前に家族でイギリスから来日し、不定期に日本の生活について英語のエッセイを書き、インターネットメディアに掲載している。
・日常生活は主に英語である。挨拶、買い物には困らない程度の日本語を話す。

症状および性格、生活習慣等
Symptoms and the patient's life-style habits

・１か月前より、目の奥に激しい痛みを伴うようになった。いつ出現するかわからない頭痛が怖くなり、外出も控えるようになった。市販の頭痛薬を試してみたが、症状は改善せず、脳神経外科・内科病院を受診。検査のため、夫に付き添われ、入院となった。
・外来の医療者との会話は夫が通訳をしてくれていたため、入院に関しては心細く、不安に思っている。

1. Building a Relationship
2. Opening the Discussion
3. Gathering Information
4. Understanding the Patient's and Family's Perspectives
5. Sharing Information

Notes

Role-play Task 2　Sample Script

1. Building a relationship

Nurse : Hello, I'm Nurse △△, your nurse for today. After asking you some questions, I will give you information about hospital facilities and basic information about your stay. It may take some time, so would you like to lie down?

Patient : Sitting down is fine. I've never been sick and it's my first time getting admitted except for when I gave birth.

看護師：はじめまして。本日スミスさんを担当する看護師の△△です。よろしくお願いします。これから少しお話を伺ってから、病棟の案内や、入院中の生活のことをご説明します。少しお時間をいただきますが横になられますか？

患　者：座ったままで大丈夫です。今まで大きな病気はしたことがなくて。お産以外で入院するのは初めてなんです。よろしくお願いします。

2. Opening the discussion

Nurse : Can you tell me what the doctor has told you about your hospital admittance?
Patient : I've had a really bad headache for a month now and I've been told that they'll do an exam to check what may be causing it.

看護師：今回の入院に関して、先生からはどのように聞いていますか？
患　者：1か月くらい前からずっと頭が痛くて。原因を詳しく検査しましょうと聞いています。

3. Gathering information

Nurse : When do you feel the pain the most?
Patient : When I get up in the morning. That's when the pain is strongest and it hurts so badly I can't get up. I sometimes have to take pain killers before breakfast.
Nurse : That sounds hard not to be able to get up. What does the pain feel like? Do you feel a heavy pain in your entire head? Is it a sharp pain in one section?
Patient : I have a throbbing pain in my entire head. I sometimes get nauseous because of it.
Nurse : You said that it is your first time getting admitted. Have you ever had any medical issues before? (＊健康診断について聞く場合：Have you had any issues in your medical check-ups?) Are you on any medication now?
Patient : I've had a high blood pressure since about ten years ago and I've been taking antihypertensive drugs/ medication for it. Also, I sometimes take laxatives when I'm constipated.

看護師：どんな時に一番痛みが強いですか？
患　者：朝起きる時が一番痛いですね。痛くてしばらく起き上がれないです。朝食前に痛み止めの薬を飲むこともあります。
看護師：朝スッキリ起きられないのはお辛いですね。どのように痛みますか？ 頭全体がズーンと重たい感じだったり、どこか一か所がキリキリと痛んだり。
患　者：頭全体がズッキンズッキン脈を打っている感じです。痛すぎて気持ちが悪くなることもあります。
看護師：ご入院は今回が初めてとのことですが、今まで健康診断で何か指摘されたり、いつも飲んでいるお薬はありますか？
患　者：10年位前から血圧が高めと言われて、降圧薬を飲んでいます。あとは、便秘気味なので時々下剤を飲みます。

4. Understanding the patient's and family's perspective

Patient : I'm worried about my husband because he can't take care of himself. I have a daughter who lives around the area and she said she'd stop by and watch out for him, but she has a job and children so I really don't think she can handle it all.

Nurse : You must be worried about your family. (To the husband) Do you have any concerns while she is in the hospital?

患　者：私が入院中、夫は一人暮らしなんです。夫は家のことは何もできない人だからちょっと心配で。隣町に娘が住んでいて、様子を見てくれるとは言っているんですが、仕事もしているし子どももいるし、とても夫の面倒を見る余裕なんてないと思うんです。

看護師：ご家族のことがご心配なんですね。ご主人は奥様が入院中、不安なことはありますか？

5. Sharing information

Patient's husband : Will she be released right after the exam?
Nurse : The doctor will speak to you after we get the exam results. She may be released first and then asked to be admitted again for treatment, or she may have to stay longer to be treated.
Patient's husband : So you mean the hospital stay may get longer. Can I also join when the doctor explains the results?
Nurse : Yes, of course. I will tell the doctor that you would like to join. We can discuss the date and time later

患者の夫：検査が終わったらすぐ退院できますか？
看護師　：検査結果が出たら、主治医から説明をさせていただきます。一度退院して再度治療のために入院していただくこともありますし、このまま入院を継続して治療をすることもあります。
患者の夫：結果次第で入院が長くなるかもしれないってことですね。先生からの説明は、私も同席できますか？
看護師　：もちろんです。主治医にご主人も同席したいことを伝えておきます。日時はまたご相談させてください。

6. Reaching agreement

Nurse : So to get started, I need to take your blood. If you need to go to the bathroom, it is outside this room, on your right.
Patient : OK, thank you.

看護師：早速ですが、これから採血の検査があります。準備をしてきますので、こちらでお待ちください。採血は１～２分で終わりますが、お手洗いに行かれる場合は、部屋を出て右手にあります。
患　者：わかりました。

Role-play Task 3

Background of the patient
患者の状況

患者【ルイ・オオシロさん】の状況

場面 Context

・交通事故で緊急入院する患者さんへの対応

患者の背景 Background of the patient

・30代、男性。
・日系ブラジル人、妻は日本人であり、母語はポルトガル語。アメリカに留学中、日本人の妻と出会った。
・日常生活に関しては、英語は問題がないが、日本語は片言である。漢字は読めない。

症状および性格、生活習慣等
Symptoms and the patient's life-style habits

・妻の実家は外壁塗装業者を営んでいる妻の実家で働いている。仕事中、車と衝突事故を起こし、救急車で搬送された。意識は清明であり、右足に強い痛みがある。出血はない。
・もともと、陽気な性格。
・サッカーが得意で日本でも、仲間とフットサルを楽しんでいる。
・国民健康保険に加入している。

1. Building a Relationship
2. Opening the Discussion
3. Gathering Information
4. Understanding the Patient's and Family's Perspectives
5. Sharing Information

Notes

Role-play Task 3　Sample Script

1. Building a relationship

Nurse　: You are now at ○○ Hospital. Can you say your name?
Patient : I'm Louis Oshiro…
Nurse　: OK, Mr. Oshiro. Do you feel any pain? Where do you feel the most pain?
Patient : My right leg.

看護師：○○病院につきましたので大丈夫ですよ。お名前は言えますか？

患　者：ルイ・オオシロです…

看護師：オオシロさんですね、痛むところはありますか？　どこが一番痛みますか。

患　者：右足が痛いです。

2. Opening the discussion

Nurse : So you feel the most pain in your right foot. Can you move your foot?
Patient : Only a little… Is it broken? (Looking at his watch.)
Nurse : We will do some medical exams to find out. Are you worried about the time? Have you contacted your family?
Patient : Yes, in the ambulance. They said they can get here in about 30 minutes so maybe they will come soon

患　者：一番痛むのは右足ですね、足は動かせますか？
看護師：少しなら…、これって折れてるんですかね？（時計を見ながら話す）
患　者：これからの検査で、わかってくると思います。時間が気になりますか？ ご家族への連絡などはされましたか？
患　者：救急車の中でしました。30分ほどで着くと言っていたので気になっていて。

3. Gathering information

Nurse	: I see. I will tell your family to wait here when they come, so please don't worry. We will go to the examination room now for an X-ray and some blood tests. It will take about 15 minutes.
Patient	: Okay. Will I be hospitalized?
Nurse	: I understand your concern. It depends on the exam results, but I will make sure that you can talk to the doctor as soon as we get the results.

看護師：わかりました。これからレントゲンや、採血の検査があるので、検査室に移動します。ご家族がいらしたら、こちらで待っていていただけるようにしますので、大丈夫ですよ。検査は15分程で終わります。

患　者：わかりました。入院になりますかね？

看護師：ご心配ですよね。検査結果で判断されるかと思いますが、結果が出たらできるだけ早めに医師から話を聞けるようにしますね。

4. Understanding the patient's and family's perspective

Patient : I can't stay in hospital because of my work.
Nurse : It sounds like you can't take time off from work. Are you self-employed?
Patient : Yes. It's a family business so we have lots to do and we have clients...
Nurse : You must be worried about your work. You can discuss your concerns when you talk to the doctor.

患　者：仕事が忙しいので、入院は厳しいんですよ。
看護師：なかなかお休みできないんですね。お仕事は自営ですか？
患　者：そうなんです。家族でやってるんで、もろもろやることもたくさんあるし、取引先もあるから…
看護師：お仕事のことが心配なんですね。オオシロさんの今後の心配なことも含めて医師と相談しましょう。

5. Sharing information

Patient :	The doctor told me I have a fibula fracture/broken leg and I need surgery. And I need to be here for two weeks. I guess I can't do anything about it.
Nurse :	I understand this is a difficult situation for you. I will make sure that the process for hospital admittance and surgery will go smoothly so that you can recover and be released. So, please let me check a few things with you about your medical history such as allergies and medication.

患　者：ドクターに、腓骨（ひこつ）骨折ということで手術と言われました。最短でも２週間くらいは入院と言われてしまいました。仕方ないですね。

看護師：オオシロさんにとってちょっと厳しい結果になってしまいましたね…。では、早期の退院を目指して、入院と手術の手続き進めていきますので、アレルギーや飲んでるお薬などのいくつか質問をしていきます。

Role-play Task 4

Background of the patient
患者の状況

患者【ルーシー・エバンスさん】の状況

場面 Context

・入院する高齢の患者さんへの対応

患者の背景 Background of the patient

・70歳代、女性。
・40代で夫の転勤のため、娘と息子と共に来日し、以降日本で暮らしている。
・日本語での会話は問題なかったが、認知機能の低下に伴い、母語である英語を話すことが多くなった。

症状および性格、生活習慣等
Symptoms and the patient’s life-style habits

・３日前より、腹部に膨満感があり、改善しないため、娘と共に受診した。夫は、腫瘍が見つかり１週間前から大学病院に入院している。
・もともと、社交的でなく、日本に来てからも日本人との交流なく過ごしてきた。夫が一番の理解者であると考えている。現在は郊外の比較的大きな一戸建てに住んでおり、パッチワークなどの洋裁を趣味としている。

1. Building a Relationship
2. Opening the Discussion
3. Gathering Information
4. Understanding the Patient's and Family's Perspectives
5. Sharing Information

Notes

Role-play Task 4　Sample Script

1. Building a relationship

Nurse　: Hello, Ms. Evans. I'm Nurse Suzuki, your nurse for today. Is this your daughter?
Patient : Very nice to meet you and please call me Lucy. And yes, this is my daughter. She was worried so she came with me today.
Nurse　: OK, that's great. I'd like to check a few things with you now, but are you comfortable here? We will take it step by step, but please let me know if anything is unclear.
Patient : OK, thank you.

看護師：今日エバンスさんの担当になりました、看護師の鈴木です。よろしくお願いします。一緒にいらっしゃるのは娘さんですか？
患　者：ルーシーで大丈夫ですよ。よろしくお願いします。これは娘です。わたしを心配して一緒にきてくれました。
看護師：それはよかったですね。これからお話しを伺いますが、このままの姿勢でお辛くないですか？ ゆっくり話していきますが、もし聞き取れないことがあったら、おっしゃってくださいね。
患　者：わかりました。よろしくお願いします。

2. Opening the discussion

Nurse	: What is bothering you today?/ What seems to be the problem?
Patient	: My stomach feels different.

看護師：今日はどうされましたか？

患　者：少し前からおなかが変で…

3. Gathering information

Nurse : So your stomach feels different. Can you tell me more about that?
Patient : Yes, it feels bloated.
Nurse : So it feels bloated and different from usual. How about your bowel movement?/ Are your bowels working alright?
Patient : Now that you ask, I haven't gone in three days.
Nurse : Do you feel nauseous or any pain? How about your appetite?
Patient : I'm fine.
Nurse : I see. May I examine your stomach?
Patient : Yes.

看護師：おなかが変と言われましたが、もう少しお話しいただけますか？
患　者：はい。おなかが張っているというか。
看護師：おなかが張って、なんだかいつもと違うんですね。排便はありますか？
患　者：…そういえば、３日くらいないかもしれない。
看護師：吐き気とか、おなかが痛いとかはありませんか？ 食欲はどうですか？
患　者：そういうことはありません。
看護師：わかりました。おなかを触らせていただいてもいいですか？
患　者：はい。

4. Understanding the patient's and family's perspective

Nurse : Have you ever had any problems like this before?

Patient : No, not really. I've never had any problems with my bowels.

Patient's daughter : I don't live with her now but I've never heard her say anything like this so I've been really worried…

Nurse : You must be so worried. Have there been any life changes recently, such as a change in daily routine or physical or emotional change?

Patient's daughter :Yes, well actually… my father has been in hospital at ×× Hospital since one week ago.

Nurse : I see. You must be worried about both your mother and your father. So let me go over the information to check that I understood correctly. You have been constipated since about three days ago and your stomach feels bloated. You do not have nausea nor pain, and your appetite is fine. You live with your husband and your daughter lives close by, and your husband has been in hospital since one week ago. Is there anything you would like to add or correct?

Patient : I live with my husband and my son's family, but everything else sounds alright.

看護師　：今までにこのようなことはありましたか？

患　者　：これまで、排便については困ったことがありません。

患者の娘：わたしは今離れて暮らしていますが、母のこういうことは聞いたことがありません。ですので、余計に心配で…

看護師　：ご心配ですよね。最近、これまでと生活習慣ががらりと変わったとか、なにかおからだや気持ちに変化があるようなことはありませんか？

患者の娘：そうですね。…実は父が１週間前から××病院で入院しています。

看護師　：わかりました。娘さんも、お母さまのこと、お父さまのこと、ご心配ですね。ここまでお聞きしたことをまとめますね。3日くらい前から排便がなくて、おなかが張ったような感じがある。吐き気やおなかが痛いとか、食欲がないということはありませんね。ご家族は、娘さんが近くにお住まいで、普段はルーシーさんとご主人が一緒に住んでいらっしゃって、そのご主人が1週間前から入院されているということですね。ここまでで、何か間違っていることや付け足したいことはありませんか？

患　者　：一緒に住んでいるのは、夫と息子たち家族と暮らしています。あとはありません。

5. Sharing information

Nurse　: OK, thank you so much. Now, we need you to wait until the doctor's examination. Are you comfortable in this seat now?
Patient : I'm fine.
Nurse　: You can go to the bathroom if you need to, so please make yourself comfortable.
Patient : Thank you.

看護師：わかりました。ありがとうございました。医師の診察をお待ちいただきますが、ここで座っていらっしゃることはお辛くないですか？
患　者：大丈夫です。
看護師：おトイレとか、行かれても大丈夫ですので、ゆっくりとお待ちください。
患　者：ありがとうございます。

Reading and Discussionで使用した読解教材のリスト[2]

Reading & Discussion #1

"The Six Cs"

M. Simone Roach（2002）45頁

シスター・M・シモーヌ・ローチ、鈴木智之他（訳）（2007）.『アクト・オブ・ケアリング―ケアする存在としての人間』ゆみる出版、98頁

Reading & Discussion #2

"Human Caring Science"

Jean Watson（2011） 41頁

ジーン・ワトソン、稲岡文昭他（訳）（2014）.『ワトソン看護論―ヒューマンケアリングの科学』医学書院、56頁

Reading & Discussion #3

"Human Caring Science 2"

上掲書 44頁

上掲書 59頁

Reading & Discussion #4

"Human Caring Science 3"

上掲書 75頁

上掲書 111頁

2 本書5.5節に記した通り、読解教材は本書執筆の時点で版権取得に間に合わなかったため、「教材篇」では書籍のタイトルと教室で使用した引用文に付したタイトルのみを記載した。

Reading & Discussion #5

"Caring practices embodied in context"

Patricia Benner (1995) 257頁

早野ZITO真佐子、ベナー. (2015). 『看護実践における専門性—達人になるための思考と行動』医学書院、422頁

[付録] Reading & Discussion #6

"Meanings and commitments in caring"

Patricia Benner (1984) 171頁

井部俊子他、(1992). 『ベナー看護論—達人ナースの卓越性とパワー』医学書院、122頁

引用文献

Benner, P. (1995). *The nature and function of a practice.* Springer Publishing Company.

Benner, Patricia. (1984). *From Novice to Expert: Excellence and Power in Clinical Nursing Practice, Commemorative Edition,* Addison-Wesley Pub.co., p. 171.

Roach, M. S. (2002). *Caring, the human mode of being: A blueprint for the health professions, second revised edition.* CHA Press.

Watson, J. (2011). *Human caring science: A Theory of nursing.* Jones & Bartlett Learning.

索　引

人名索引

事項索引

あ行

か行

さ行

た行

な行

は行

ま行

や行

ら行

わ行

執筆者紹介（五十音順）

片桐由紀子（2.2；III 担当）
上智大学総合人間科学部看護学科助教。修士（看護学・首都大学東京）。専門は基礎看護学。特に、コミュニケーションや臨地実習におけるグループダイナミクスに関心がある。

工藤みき子（3.2；3.3；III 担当）
昭和大学保健医療学部看護学科講師。修士（看護学・北里大学）。専門は基礎看護学。advance care planning 、自己決定に関心がある。

瀧口庸子（4.1；4.3；III 担当）
上智大学総合人間科学部看護学科助手。榊原記念病院小児科病棟看護師長経験を経て2022年より現職。修士（看護学・上智大学）。専門は基礎看護学。看護師の人材育成に関心がある。

塚本尚子（1.1；1.2；III 担当）
上智大学総合人間科学部看護学科教授。博士（保健学・東京大学）。専門は、基礎看護学・看護心理学。ケアリングや看護場面における人間関係に関心がある。著書に、『人間関係論』（共著、2018年、医学書院）などがある。

舩木由香（2.1；III 担当）
上智大学総合人間科学部看護学科准教授。修士（学術・放送大学）。専門は基礎看護学。看護技術習得に関する教育に関心がある。

峰松愛子（6；7；8；III 担当）
上智大学言語教育研究センター講師。コロンビア大学ティーチャーズ・カレッジTESOL（英語教授法）修士課程修了、ニューヨーク州立大学バッファロー校教育学部博士課程に在学中。専門は外国語（英語）教育、特に教師教育に関心がある。

山形　寛（4.2；III 担当）
上智大学総合人間科学部看護学科助手。修士（看護学・上智大学）。専門は、リハビリテーション看護。高次脳機能障害をもつ人とその家族への支援に関心がある。

渡邉　彩（3.1；III 担当）
上智大学総合人間科学部看護学科助手。修士（地域研究・上智大学）。専門は基礎看護学、東ティモールの医療。東ティモールにて子どもの栄養改善プログラムを展開中。

渡部良典（5；III 担当）
上智大学言語科学研究科教授。英国ランカスター大学言語学博士。専攻分野は外国語教育評価、特に波及効果、言語教育評価リテラシーについて論文、著書多数。近著に*Soft-CLIL and English Language Teaching*（共著、2022年、Routledge）がある。

看護英語入門　ケアリング理論と実践

2023年９月10日　第１版第１刷発行

編　者：渡　部　良　典
　　　　峰　松　愛　子
　　　　塚　本　尚　子

発行者：アガスティン　サリ

発　行：Sophia University Press
　　　　上　智　大　学　出　版

〒102-8554　東京都千代田区紀尾井町7-1
URL：https://www.sophia.ac.jp/

制作・発売　㈱ぎょうせい

〒136-8575　東京都江東区新木場1-18-11
URL：https://gyosei.jp
フリーコール　0120-953-431

印刷・製本　ぎょうせいデジタル㈱
ISBN978-4-324-11308-0
（5300332-00-000）
［略号：（上智）看護英語入門］

Sophia University Press

上智大学は、その基本理念の一つとして、
「本学は、その特色を活かして、キリスト教とその文化を研究する機会を提供する。これと同時に、思想の多様性を認め、各種の思想の学問的研究を奨励する」と謳っている。

大学は、この学問的成果を学術書として発表する「独自の場」を保有することが望まれる。どのような学問的成果を世に発信しうるかは、その大学の学問的水準・評価と深く関わりを持つ。

上智大学は、（1）高度な水準にある学術書、（2）キリスト教ヒューマニズムに関連する優れた作品、（3）啓蒙的問題提起の書、（4）学問研究への導入となる特色ある教科書等、個人の研究のみならず、共同の研究成果を刊行することによって、文化の創造に寄与し、大学の発展とその歴史に貢献する。

Sophia University Press

One of the fundamental ideals of Sophia University is "to embody the university's special characteristics by offering opportunities to study Christianity and Christian culture. At the same time, recognizing the diversity of thought, the university encourages academic research on a wide variety of world views."

The Sophia University Press was established to provide an independent base for the publication of scholarly research. The publications of our press are a guide to the level of research at Sophia, and one of the factors in the public evaluation of our activities.

Sophia University Press publishes books that (1) meet high academic standards; (2) are related to our university's founding spirit of Christian humanism; (3) are on important issues of interest to a broad general public; and (4) textbooks and introductions to the various academic disciplines. We publish works by individual scholars as well as the results of collaborative research projects that contribute to general cultural development and the advancement of the university.

Nursing English: Theory and Practice of Caring

published by
Sophia University Press

production & sales agency : GYOSEI Corporation, Tokyo
ISBN 978-4-324-11308-0
order : https://gyosei.jp